Caring for our caregivers

送關懷給我們的醫事人員

醫病大和解

協助醫師、護理師、藥師、社工師、醫檢師、醫院行政等，
與病人和家屬一起學習同理關懷與自我保護之教育手冊

台灣醫療溝通促進、衝突管理專家
李詩應、陳永綺暨團隊 合著

1 醫學界：

王志嘉博士　三總家醫科主治醫師、助理教授、法學博士

王桂芸教授　台灣護理學會理事長

方基存主任　林口長庚醫院內科部主治醫師、長庚大學醫學院醫學系主任

吳志正醫師　法院醫糾調解委員、月旦醫事法報告主編

余萬能理事長　中華民國藥事品質改革協會理事長

林工凱副祕書長　中華民國醫師公會全國聯合會副祕書長

林萍章教授　長庚醫院心臟外科主治醫師、長庚大學外科教授

柴惠敏理事長　台北市物理治療師公會理事長

楊文理總策略長　台北市立聯合醫院總院策略長

劉家正理事長　中華民國基層醫療協會理事長

劉越萍副祕書長　中華民國醫師公會全國聯合會副祕書長

2 法學界：

李永芬執行長　理律文教基金會執行長

李兆環博士　得聲法律事務所主持律師、台灣醫療衛生研究協會理事

林家祺主任　真理大學法律系主任、台灣法學基金會副董事長

施茂林理事長　亞洲大學講座、台灣法研會理事長

洪家殷院長　東吳大學法學院院長

鄭冠宇教授　東吳大學法律系教授

謝哲勝董事長　台灣法學基金會董事長

藍瀛芳博士　元貞聯合法律事務所主持律師

3 財經界：

魯慧中院長　輔仁大學社科院院長

（以上按姓氏首字筆劃順序排列）

醫病大和解

CONTENT

醫病大和解

CONTENT

醫病大和解

CONTENT

醫病大和解 CONTENT

醫病大和解

CONTENT

醫病大和解 CONTENT

醫病大和解 CONTENT

醫病大和解 CONTENT

附錄

本書的編排，主要在於介紹溝通關懷的理論與技巧，探討醫病之間矛盾對立的原因，說明如何用溝通關懷的理念與核心元素加以化解，創造醫病雙贏。書中並提舉相關案例，幫助理解與實際運用，另外剖析醫療糾紛關懷小組的設置與目的，最後以實務案例給予建議處理方式。這本書除了可從第一章開始閱讀以外，實際上也可作為一本工具書使用，在面對醫療爭議事件的相關問題時，各篇章都能在不同時間點給予有效的協助。身為讀者的你，以不同的身分與角度閱讀本書時，將會有不一樣的體悟與發現。在此提供閱讀建議如下：

1 一般讀者：可從第一章開始閱讀

在閱讀第一章時，可以瞭解現在醫病關係之間所面臨的衝突、對立困境，對於運用醫病溝通關懷的理念，促進、修復醫病間的信任，都能有一個整體的概念，同時，有助於理解醫病雙方因為誤解與認知不同，容易導致哪些醫療爭議事件發生。甚至可以在每一個醫病衝突的案例中，嘗試分別站在醫師與病人的立場，來看兩方在處理應對上，是否有可以改進之處，最終能妥善找到一個平衡點以化解糾紛。

2 病人或是病人家屬：可先閱讀第二章、第七章

在閱讀此書時，您或許會對其中某個案例感同身受，正因為是自己親身經歷過的經驗，感受特別的強烈深刻。但也希望在閱讀此書時，可以瞭解到醫事人員的立場，事實上都是用心盡力對待每一個病人，或許因為分身乏術、身心俱疲的情況下，無意間忽略了病人的感受，但這也並非第一線臨床崗位的醫事人員所樂見的。不論是病人或家屬，多給予辛苦的醫事人員一些關懷與鼓勵，必然可以產生

許多正面的作用。倘若不可預期的醫療意外不幸發生，應理性尋求說明和協助為先，不宜馬上急著發怒或生氣，甚至毆打、怒罵醫療人員，這些行為除了需負相關的法律責任之外，事實上，對於改善醫療結果和處理糾紛爭議毫無助益。透過本書的講解，往後不管是與醫護人員的平時互動，或是在醫療爭議的處理上，相信都能有助於醫病間的溝通對話，達到一定的良性互動效用。

3 醫事人員：可先閱讀第三章、第六章、第七章

身為第一線的醫事人員，每天面對絡繹不絕的病患，可能早已心力交瘁，尤其在高風險的科別，更像是作戰一樣，沉重的壓力繃緊每條神經。突然遇到醫療糾紛或醫療暴力時，反而往往徬徨無措，甚至會有不如離開醫療環境的感嘆。這本書期望能讓醫事人員在遇到醫療糾紛或暴力時，作為當下提醒自己的工具書，有一些秘訣與概念，能夠在事件中派上用場，或是能更適當地調整自己的心境來面對。對於病人的抱怨，如果能運用書中概念，即時掌握病人或家屬的訴求，並且適當處理，在第一時間內就有很的大機會能預防事件擴大，甚至及早避免醫病衝突的發生。

4 醫院行政人員：可先閱讀第五章、第六章、第七章

醫院的行政人員，在協助處理醫事人員面臨的醫療糾紛時，可以參照書中有關「醫療糾紛關懷小組」的設置與目的篇章，作為醫院在行政運作上的參考，以及在與病人協商時，適時導入溝通關懷的理念。而關懷小組不僅是為了關懷協助病方，同時，也要兼顧醫事人員在事件中所承受的壓力，適時給予實質的關懷。當有醫療暴力事件發生時，立即給予事件當事人相關的支持與資源，協助其進行後續相關的法律程序，都能讓醫事人員感受到溫暖與力量。

和平解決醫療紛爭，醫病共同協力對抗病魔

當醫療事故發生時，不論當中有無醫療疏失，病人與其家屬們都會感受到深深的傷害，連醫療人員亦然。雖然，當下醫病雙方可能因為太過震驚，而顯得充滿情緒化的反應，但是雙方的想法應該都是相同的，都希望能找出事發原因，並努力防止醫療事故再度發生。同時，病人與家屬必定希望醫療人員能夠誠實的面對他們；而醫療人員若能坦然的面對病人及家屬，也對後續自身的自我療癒有正向助益。

但是，若爭議糾紛可能涉及訴訟，醫療人員就無法自然開誠地去應對病方，而會轉變成防禦的姿態，這樣的態度，又會加深病人與家屬們的傷痛，形成惡性循環。比起事件本身，事後的應對若不能得體適當，形同在病人與家屬們的怒氣上火上加油，將使紛爭越演越烈。然而，醫療事故不同於交通事故，醫療事故對於過失的認定，往往非常的不確定，也無法清楚劃分界線。但「訴訟」會強硬地將那條線畫出來，還會加強雙方的對立關係。所以，對於醫療事故的解決方法來說，訴訟絕對不是最好的辦法。

因此，如何能夠調整、恢復原本病人與醫療人員之間那種「一起對抗病魔」的協力關係，進而一起去克服雙方因為醫療事故而受傷害的原因和問題，才是真正有意義且有效的解決辦法。

本書試圖以醫療事故紛爭解決理念為基礎，介紹醫方日常的應對、院內的信賴關係恢復，乃至於訴訟之外的紛爭解決機制（Alternative Dispute Resolution，ADR）等情況。相信不只在台灣，本書亦能為日本及其他國家的醫療界，帶來重要的省思與提示。

医療事故が発生すると、過誤があった場合でも、なかった場合でも、患者家族はもちろん、医療者も深く傷つきます。ショックから感情的になったりしますが、双方の想いは同じ方向を向いているはずです。原因を明らかにして再発防止に努めることは、医療者にも患者家族にも共通の想いです。また、患者家族は医療者の正直で誠実な対応を望んでいます。医療者のほうも、患者家族に対し誠実に向き合うことが、自身の癒しにもつながります。

しかし、ここに裁判の影が忍び寄ると、医療者は自然な対応ができず防御的となり、それがまた患者家族を傷つけ溝が深くなっていきます。事故そのものより、事故後の対応が患者家族を怒らせ紛争を激化させていくのです。また、交通事故などと違って、医療事故における過失の認定は、非常に不確定で、明確に線を引くことができません。裁判は、そこに無理に線を引き、しかも対立的な関係を強めてしまいます。医療事故の解決方法としてはもっとも不適切といえるでしょう。

それゆえ、本来、病気に対して協働する立場であった患者と医療者の関係をもう一度回復し、事故という双方が傷つく体験を、ともに克服できる場を整え、支援していくことが真の意味で有効な解決方法となります。

本書は、日常の対応から、院内での信頼関係回復、外部でのADRに至るまで、こうした理念に基づく医療事故紛争解決の考え方を提示する意欲的な試みです。台湾のみならず、日本を始め各国でも、重要な示唆を与えてくれるものと信じます。

和田仁孝　早稲田大學法務研究科　教授

翻譯　李訓承　日本東北大學大學院醫學系研究科加齡研究所碩士

以訴訟方法解決醫病衝突，絕非最理想之方式

本書作者李詩應、陳永綺兩位醫生與本人為多年好友，在醫學專業已有傑出之表現，但仍進入本校法學院攻讀法學碩士，此種精神極為可貴。兩位醫生從法學院畢業後，深深瞭解醫病間之關係不和諧，甚至是對立的主要原因，除了因為醫學專業很難為一般民眾所理解，醫學科學的不可確定性與風險，也經常為病人所忽略。

病人去醫院看病，固然期待能夠將疾病醫好，但由於前述之不可確定性，一旦不符期待，極可能懷疑醫生診療過程中有疏失。此時醫方之態度，若以高高在上的專業角度，企圖想讓病人接受醫方之看法，經常會使得衝突加劇，形成對立，甚至於對簿公堂。而一旦進入訴訟，在法律要求證據之前提下，訴訟後之結果，也經常無法讓雙方滿意。

兩位醫生深明此理，故認為醫病關係衝突之解決，以訴訟方法絕非最理想之方式。然而替代性解決方法有很多種，兩位醫生瞭解日本對此類問題有相當之經驗，因此，自費至日本學習此種替代解決方式。本書《醫病大和解》即是在闡釋如何透過溝通改變對立，以關懷取代官司，達到醫病大和解之目的。

本書可提供醫院、醫生、護理師、病人、社工人員及法學者等，作為極具實用價值之參考書籍。

潘維大　東吳大學校長

能有「和」才有「解」

2015年醫糾法立法闖關失敗以後，醫糾處理相關法案的推動都嘎然而止，除了小規模的生產事故救濟條例復活通過以外，一切醫糾調解法制化與醫療刑責合理化的立法行動自此凍結。由於社會大眾與醫界內部意見的分歧，可能5年、10年內，這樣的立法或修法行動很難再出現，短期內台灣想擁有先進的醫糾處理法制，機會也越來越渺茫。

在這樣的環境裡，醫療爭議的訴訟外調解機制更形重要，但是，如果只從傳統的訴訟勝算與補償金額角度去進行調解，並無法促成醫病關係的修補。個人以為，未來真正能促成醫病關係大和解的，只能靠李詩應與陳永綺兩位醫師推動的「溝通關懷調解」，讓醫病雙方能開放溝通，放下心中怨念的大石，這樣才能真正和解，畢竟能有「和」才有「解」啊！

我認識李詩應與陳永綺醫師，是在2015年擔任醫策會執行長時，當時，醫界正陷在醫糾法立法失敗的大混亂中，大家都在問：「醫療糾紛未來的解方在哪裡?」當時我個人只相信：既然「法院」無法改變亂象，只能回到醫療現場的第一線「醫院」來處理了！所以，醫策會決定在「品質突破系列」中舉辦「建立醫療糾紛警訊偵測、預防及處理機制」等活動，總共有近50家大型醫院參與。透過醫院間的集體探討與學習，尋求在醫療現場第一線解決醫療爭議的方法，當時，透過劉越萍醫師的介紹，我們邀請了李詩應與陳永綺醫師，向全國的醫院介紹「溝通關懷調解」的模式，他們對於和田教授模式的說明，引起很多醫院的正面回響，醫策會也希望以這樣的關懷溝通，來翻轉醫療糾紛的軸線，能夠從「爭議」走向「療癒」，重新建立醫病的信任關係，真正達到醫病和諧，也讓醫療人員在醫療第一線可以重拾信心，堅持自己進入醫業的初衷來繼續治療病人。

經過兩年多與李詩應和陳永綺醫師的合作，我越來越感受到醫院內「溝通關懷調解」的重要性，也深信台灣今天缺乏的不是一部「醫糾法」，優先要處理的也不是只有醫療刑責合理化，而是要從醫療現場就開始溝通，建立醫病友善對話的機制。唯有醫病雙方坦誠溝通、卸下心結，才是醫病關係癒合的開始，才能讓醫師、病人和家屬都走出醫療糾紛的陰霾。

當社會大眾瞭解醫院擁有醫病對話溝通的機制，也願意解決醫病關係對立的僵局，這個時候，才是重提「醫糾法」的時機，相信那時的醫糾法，也會是以促進醫病關係癒合、社會和諧的角度為出發點的新法，讓醫療糾紛有「和」而有「解」！

聽聞李詩應與陳永綺醫師即將出版《醫病大和解》之新書，將過去的案例與經驗集結探討，這是台灣醫界的大好消息，也是社會大眾的佳音。在此向大家極力推薦，期待更多人一起來推動「溝通關懷調解」，真正癒合醫病關係，促進社會和諧！

林宏榮　奇美醫學中心副院長　前醫策會執行長

醫療糾紛是無可避免的課題

是人就難免會犯錯，在極為複雜的醫療流程中，更是充滿許多犯錯的機會與風險。就算一切都沒錯，對於摯愛親人接受的醫療流程與結果，家屬的看法和醫療人員的看法，當然不一定會相同，一旦與某病方發生爭議，醫療人員仍必須持續為其他病患提供醫療服務，雙面壓力夾攻之下，如果能有一個及時且合宜的溝通協助機制，就不致於陷入悲苦的情緒中而崩潰。

無論是醫療人員也好，醫院管理者也好，長年以來，多數人始終不敢也不願正視「醫療糾紛」的存在。身陷醫療糾紛中的病人、家屬，與提供醫療照顧的醫方，不僅雙雙都會蒙受苦痛，對於協助處理醫療糾紛的工作人員和社工師，更是始終沒有給予他們最該得到的尊重與禮遇。

李詩應醫師與陳永綺兩位醫師，在歷經親人於醫院照顧過程中的醫療溝通經驗後，不但深深理解醫療糾紛處理的重要性，更身體力行地作出了罕見又令人敬佩的事：他們不但以親人遺愛成立了「陳忠純紀念促進醫病關係教育公益信託」（CDPET），以公益信託的方式，為醫病關懷溝通提供資源，夫妻兩人更進一步聯袂到日本，特別進修了醫療糾紛處理中最重要的「溝通關懷課程」。而且學成回台之後，不但成立了「台灣醫病和諧推廣協會」（TAHM），近年來更是不斷協助病家與醫療人員，舉辦能充分理解溝通與關懷的訓練課程。李醫師與陳醫師立志推動醫糾關懷制度與促進醫病對話，個人認為這是很了不起也很困難的志業。

李醫師與陳醫師，特別將他們對於醫療和諧推廣的訓練教材，以及許多參與的講師心得及實際案例編著成書，我相信對於目前仍然在第一線，為醫院、醫療人員與病人、家屬之間的溝通協調而努力的工作人員，不但是最大的鼓舞，也會有很大的實際參考價值。

在這本書中，讀者們無論您是醫療人員或是病人家屬，瀏覽每個章節的標題，其實都值得您們細細咀嚼。例如，第一章：「溝通要從關懷開始」「態度正確，勝過一切補救」，光是這兩句話，就值得所有的醫療人員省思。我們與病家之間的溝通，如果只是機械式地表達該說明的事，就算時間又長又完整，但聆聽者與接受者心中會作何感想？那些真的是他們想要知道的事情嗎？如果溝通能從真正地關懷「他」或「她」的需求開始，那病家的反應一定大不相同。

對於有經驗的醫師來說，他會慢慢在行醫生涯中，感受到這些醫療溝通與關懷技巧的重要性，差別在於有些人想學，有些人卻根本不想學，有些人學得快，有些人學得慢，當然，這在臨床工作上，就會產生不同的效果和狀況。

我誠摯建議所有的醫療人員，尤其是少年仔，不妨把這本書當作你在工作上的醫學知識教科書，這來自兩位學長姐30年以上行醫生涯的醫病溝通關懷經驗與體會，何等精華，何等珍貴。相信我，你很少看過這種書，更少看到這種醫學書。你一定會有收穫的！

王明鉅　國立台大醫院麻醉科主治醫師　台大醫學院教授　前台大醫院副院長

找尋生路，幫助過勞的司法制度以及崩毀中的醫療體系

陳永綺、李詩應兩位醫師，是台灣醫學界令人尊敬的英雄夫妻。最近，他們將十多年來所推動「以關懷方式促進醫病對話，解決醫病紛爭」的心路歷程與學習成果，匯集成一本最完整的醫事糾紛專書，包括有效溝通、訴訟及訴訟外各種調解之個案研究。身為他們夫妻多年的友人，十多年來我除了親眼目睹他們的辛苦努力，也有幸參與他們所發起的義行。在此，我除了表達由衷的道賀外，也要鄭重推薦這本對你我、對醫療及法律均有重要意義的著作。

陳永綺醫師在2008年以紀念父親的名義，成立台灣第一個致力改善醫病關係的公益信託，專職研究自健保施行以來日增的醫療糾紛成因與解決法，以及醫療爭端的法律及其他解決機制（如調解及仲裁）。夫妻兩人除了為此各唸了一個法律碩士，李醫師更進而攻讀東吳法律博士學位。台灣的醫師，是全世界被刑事訴訟起訴最高比率的國家，也是醫師被定罪率最高的國家。多年來，我們發現訴訟不但對於解決台灣的醫療糾紛沒有太大幫助，反而更增加了醫病之間的不信任與疏離感。

2012年陳李兩位醫師為了尋求解決方法，自費到日本，向早稻田大學醫糾調解專家和田仁孝教授學習「關懷式醫糾解決模式」，並取得日本以外唯二的教師證照（兩人名字寫在同1張證書上）。

之後，兩位醫師召集醫療及法律方面的有志之士，研讀海外醫糾處理案例，並融入台灣各方的案例，編寫教案，開發課程，除了到各大醫院及教學機構推廣醫院內調解機制，並建立團隊，協助縮短醫病之間的歧異，解決糾紛，避免進入法律訴訟，造成醫病兩敗俱傷，筋疲力盡。這本《醫病大和解》之鉅著，即是這一群熱血的醫療、法律從業人員多年來的經歷，以及嘔心瀝血的調解經驗和教學成果。

今年年初，在陳李兩位醫師的努力和東吳大學潘校長領導之下，我們成立了社團法人「台北市爭端解決研究協會」，由潘校長擔任理事長，李醫師擔任秘書長，全國醫藥及法學方面的重要組織都是我們的團體會員，如醫事法學會、仲裁協會、藥害賠償協會等，以及許多知名的律師、法官、醫師及學者會員，我也被選為理事。我們將致力推廣修補式司法（或稱另類糾紛解決機制 Alternative Dispute Resolution，ADR）來幫助過勞的司法制度，並為崩毀中的醫療體系找尋生路。我也從去年開始，以台大財金系名義贊助公益信託的每年年度研討會，聊盡一些社會責任。協會及公益信託今年有很多活動及構想將會推動，在此除了向李陳醫師夫妻致上最高敬意，也希望有志共同的好友們一起加入我們。願天祐台灣！

陳明賢　國立台灣大學財務金融學系教授

緣起

台灣醫療糾紛愈演愈烈，醫病關係緊繃對峙，醫療人員心力交瘁已經到了極限，醫界反彈聲浪不斷，如火山爆發前的景象，一旦爆發，後果真是不敢想像。回想在2006年照顧生病的父親，經過102天與病魔對抗不幸過世後，我悲痛的心無法復原，只能將思念轉移，不斷的反思與尋求方向，希望實現父親的心願，能著力於醫病關係的改善。

從最初一點點微不足道的小火種，至今已10年有餘，漫布四處的星星之火，閃爍著微細的小光芒，希望有朝一日能更加光亮，譜出醫病攜手同心合作的大太陽。

2008年底，通過成立「陳忠純紀念促進醫病關係教育公益信託」（CDPET），自2009年起陸續舉辦醫法研討會、醫法病3方座談會、音樂劇與音樂會等活動。並於2012年蒙日本和田仁孝教授首肯，與夫婿一同陸續赴日學習溝通關懷的完整課程，取得日本以外唯二的教師證照（兩人名字寫在同1張證書上）。和田老師說，這是不曾有過的情況，是特例，也是唯一的1次，將來可能也不會再有。

為呼應和田教授在日本的「醫療調解員協會」（JAHM），與友人於2014年1月11日正式成立「台灣醫病和諧推廣協會」（TAHM），並於該年9月參訪日本。雖然後來無力再經營協會，但心中仍舊非常感激當初大家支持並一起努力的心。2015年12月6日，公益信託正式成立推廣會，以團隊來繼續推動，目前已有20多位成員，個個都學有專精。

對於身為會長的我來說，心中真有無盡的欣慰，因為這是我在父親過世後得到的啟發，而決定推動的志業，至今，能有一群默默付出的家人與朋友，不離不棄的伴隨著我走，真是幸福。

回首當初

祖父以高齡90多歲逝世，而父親自己也是醫師，退休後更是持續關注最新的醫學訊息，不輸兒子、女兒、女婿們幾位醫師。父親平常除了很注意自己的健康，也把洗腎的媽媽照顧得無微不至。記得每次回娘家時，父親總是邊聊邊看日本衛星電視的最新醫學知識，並和我們夫婦討論高血壓、心臟病的最新治療藥物及觀念。總以為父親再活個10年絕對沒有問題，因此，當知道父親已經是癌症末期的這個消息時，彷彿晴天霹靂，無法置信，心底一直吶喊著這不是真的！

身為么女，出生時家境已較為寬裕，父母親稍有閒暇，和我互動較多，我也自然喜歡和父母親近。父親生病到過世那段最後的日子，只能盡量陪伴在他身邊，看診工作以及進修法律的事情都停擺。父親撒手人寰後，更是哀傷得無法工作，忍痛提筆寫了《癌症病房的102天》，記錄一路陪父親抗癌的心情。現在回想起來，這是一種自我療癒的過程。

好幾年的公益信託活動，都因為每一想起父親這段往事，便哽咽得說不出話，因此一直很少在各項舉辦的會議中正式發言，也常被誤認為是路人甲。

父親自1949年起在台中行醫，開設簡單的內兒科診所，8年後出生的我，幾乎是從小在診所看著爸爸的身影長大。父親和原本是護士的媽媽，兩人同心協力地照顧這家診所，那個年代醫生少，病人多，所以早上天未亮，媽媽就要起來整理藥櫃，我也從懂事以來，就常坐在高腳椅上幫媽媽包藥。長大後沒有特別的想法，卻因為機緣而追隨父親成為小兒科醫師。上了醫學院後，父親常常對我耳提面命：「當醫生一定要有醫德，時時替患者著想，體念生病的人所受的痛苦和煩惱，就好像自己生病一樣。」這句話永遠刻在我的腦海裡。

父親住院那3個月，我有了非常深刻的體認，一方面身為家屬，同時又是醫護人員，對雙方的心情都很能體會，怎奈可以溝通也有心想溝通，卻碰上不得其門而入的窘境。

大家都是醫生，如果這樣還不能溝通，那其他病人怎麼辦？這樣的疑問和擔憂深深烙印在我心底。基於想要幫助同樣遭遇的病患家屬，我們成立了公益信託，當時最主要的想法有3項：一是這筆遺產若只為了自己享受而花用，未免太對不起父母；二是捐錢給別人，常常用途和效果都不明確；三是成立公益信託所需要的金額，比起成立基金會門檻至少要1000萬元少了許多，因此，我們選擇成立公益信託，以有限的金錢加上自己夫婦倆的醫學與法學能力，盡量去幫助更多的人。

立志推動關懷制度，促進醫病對話

從最初立志推動醫病關係和諧化，直至今日，大多數人其實都不認同，要不是認為這本來就不應該是個話題，要不就是認為像唐吉軻德一樣，想以小人物撼動風車巨人是不可能的。因此，我們被許多人認為是傻子。

但是一路走來，我們終於習得方法，可以推動關懷制度之後，開始漸漸有人受到感動，願意幫助我們。從最初成立極少數主辦醫法研討的單位之一，到首創醫法病三方座談會，大多數的時間，無可避免的還是常被認為「這樣有什麼用？」回想當初我們申請公益信託時，更被譏笑說：「那點錢，為什麼不去辦個獎學金就好？」這樣一路受到不少波折與打擊，我們也曾深感挫折。

父親的叮囑是我們最大的力量，只要覺得這是重要的，雖然大家都不認同，還是要堅持走下去，並積極尋求方法來實現。當我們在日本和田教授那裡找到這條學習之路時，就如同曙光乍現，非常高興，也義無反顧的來回多次去日本學習。那個時候，其實還不知道「關懷與調解」即將成為台灣醫療糾紛的一個重要議題。

非常慶幸的是，也有不少默默支持鼓勵我們的師長和朋友，使我們成長、增添勇氣與力量，才能夠持續努力到今日，終於累積出一些能被人認可的成果。這個推動的旅程雖是長路漫漫，如今也有了方向，以及足夠的力量能持續下去。

經過幾年不斷的學習、反思與教學，我們已經非常篤定這是一生的志業，是我們夫婦所要共同攜手努力邁向的未來。努力準備自己，在遇到適當的每個機緣時，竭盡所能的付出，真心關懷協助，心中所思索的是：「這是不是對整體醫療環境有益，是不是對於需要的人、事做出的最好協助？」如果是，就無怨無悔地做。做就是了，這是我們的信念。

打造團隊，走得更久遠

成立公益信託至今邁入第9年。從日本學習後，回台灣推廣溝通關懷進入第5年，我們正向20場基礎課程2天工作坊的目標邁進。學員中約有20位為正式或儲備講師，大家一起打拼努力，其中已經符合資格、進入最後階段的講師有8位。

為凝聚共識，每月1期一起學習的讀書會，已經完成3期。第4期起更擴大為共識營，形式更豐富。且2016年開始，大都以團隊方式對外講習，應驗了非洲的諺語：「想快速去一個地方，一個人的方式最快；但想要去遠處，一群人才是最好的方式。」推動醫療糾紛溝通關懷，是一種文化的改變，要有持續走遠路的打算，唯有團隊才能互相勉勵，鼓舞支持，走得長長久久。因此，打造出推廣會一起努力，永續經營，是我們至今最欣慰的兩件事之一。

另一件是除了自己台灣的團隊以外，國際團隊也開始成形了，2016年9月到新加坡參與亞洲法社會學（ALSA）年會，報告我們傳承自日本醫療調解方法之實施經驗，經過3年的推廣、省思、變通後，提出了符合台灣情況的關懷調解方式，我們將之定名為「關懷式調解」（Caring Style

Mediation），獲得了和田教授及國際的認同。

和田教授對其他學者介紹我們時，用「我們是工作夥伴」相稱（We work together），讓我們打了一劑強心針，證實這條路至今「樓」沒有歪，基礎尚稱穩固，可以放心地繼續往前邁進。

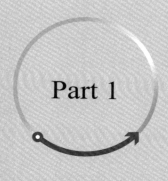

Part 1

事前預防教育，
贏在第一線。

平日的溝通關懷，可以防範九成以上醫糾發生率

第一章　溝通要從關懷出發

☺態度正確，勝過一切補救

醫療是攸關人生性命的工作，醫護人員時時刻刻都面對著生、老、病、痛的人，工作的重要性與身心壓力不言可喻。然而，每一位醫護人員在職業生涯中，幾乎都會遇到不理性的病人或家屬，不但影響工作情緒，甚至引發醫療爭議，吃上官司訴訟。

一、醫改曙光——關懷救濟法條正式實施

時代在演進，病人的權利一再被強調，醫院暴力和醫護人員過勞的問題頻傳，身為醫護人員，應該如何管理自我的情緒，同時妥善處理病人和家屬的爭議、不滿，也成為工作上的一大新課題。

①病人無助、醫護過勞的醫療窘境

在醫、病雙方各自具有高度壓力的狀態中，如果醫療人員能夠運用正確的溝通關懷理念，以及具有臨危不亂的衝突管理能力，隨時以正向、積極的態度接受自己的職責，並且無所憂懼的面對病患和家屬，與之和平共處，隨時主動去瞭解對方的需求，就能避免誤解產生，工作也能更順利，心情更愉快。如此，既可扭轉醫護工作的負面情緒，避免壓力累積引致過勞風險；另一方面，也能使病患得到真正的協助，減少醫療糾紛的發生。

醫護人員如何心平氣和，以正向的心態主動關懷病人，及早化解醫療糾紛的癥結點，這項重要的能力，必須透過專業學習以及法源的建立，才能形成一個完善的制度系統。

②醫院設立「關懷小組」的意義

溝通關懷的能力，為所有醫護人員都需要學習的基本功，在平日為病人服務的點點滴滴互動之間，若能巧妙善化醫病之間的關係，無形中就能澄清和消除掉許多可能發生的誤解與糾紛。然而，對於突發和較為嚴重的醫療暴力、衝突情況，需要有受過更進階訓練、能長期協助醫病雙方溝通的人員，這種特別的專門人員，也就是所謂醫院內必須設置的關懷小組。

「關懷小組」的編制，已經正式列入「生產事故救濟條例」，並於2016年7月30日起實施，成為法定名詞。

法令事典

關懷小組正式法條規定

生產事故救濟條例第4條中明確訂定：「醫院應設置生產事故關懷小組，於生產事故發生時2個工作日內，負責向產婦、家屬或其代理人說明、溝通，並提供協助及關懷服務。診所及助產機構發生生產事故糾紛時，應委由專業人員負責提供前項之關懷服務。生產事故關懷小組之成員應包含法律、醫學、心理、社會工作等相關專業人員。如產婦、家屬或其代理人有聽覺、言語功能障礙，或其他障礙致溝通困難時，應由受有相關訓練之成員負責說明、溝通與關懷。中央主管機關應編列預算，辦理強化關懷人員說明、溝通及關懷之訓練講習，促進生產事故糾紛之解決。」

關懷制度已經正式建立在醫療體系上，並實施於生產事故醫療爭議的案件中。同樣的，其他醫療診科也需要具備關懷制度與人力組織，因此，關懷小組的人員培訓教育更顯得重要。

由於必須評鑑與接受衛生局輔導訪查的緣故，目前台灣各個大小型醫院皆已成立「關懷小組」，但對於「關懷」的認識並不是非常的精確，以至於實施標準和做法參差不齊，落差非常大。有些在處理醫療糾紛、醫療事故時，只以關懷病方為主，而忽略了醫方也是受害者、也需要被關懷，這是基本觀念有所偏差的情況之一，目前此狀況雖已改善，但仍有改進空間。

③ 為何需要「第3方中立人士」

醫病之間一旦發生明顯的爭議和糾紛，就會與平日和諧互信狀態下的溝通關懷模式不同，不僅在技術面要更為審慎小心，溝通調解的處理時日也會拉長，因此，必須要受過專業訓練的「第3方中立人士」介入協助調解。

目前台灣「第3方」概念和實務運作尚在起步階段，因此，在效益上還不如其他已實施國家。如果能真正有效的落實溝通關懷機制，確實由溝通關懷員來做醫病雙方之橋樑，定能促進醫病關係有更好的改善空間。

二、突破醫糾亂象，正確的學習才有力量

本書的主軸在於提出適當且有效的訓練方法，以期改善「醫療人員本身」與「醫病關係」多重的現況問題。

①訓練「溝通關懷」能力的好處

以關懷為出發點的溝通，如同人際關係的照明燈，對於生活和職場都有很大的幫助，運用在醫病關係上，更能促進和諧互信，甚至提升醫療成效，減少誤會和衝突的發生，既能修養自我，亦能造福他人。

自我情緒的認識

訓練關懷溝通的能力，不只對他人有益，也有助於發覺自己的行為與情緒，洞悉自己與他人衝突的起因，並積極學習如何面對問題，以及調適的方法。

覺察糾紛之癥結

以關懷之心與對方交流時，更能夠瞭解並掌握彼此對事件的想法，認知平時沒有特別發覺的訊息，然後，進一步探求各種線索的關聯性與重要性，準確找出解決問題的契機和方法。

以同理心共善雙贏

溝通最大的目標，是希望雙方都能有所成長和獲益。經過與他人的交流，也從對方的反應與思考來反觀自己、認識自己，在這過程中，學習如何從「以自己為出發點」修正為「以他人為主要考量」，判斷、尋找改善彼此關係的方法，如此發覺自己、關懷自己；進而認識他人、接受他人、關懷他人，不斷提升自己的同理、覺察、分析技巧與觀念，促使對方能夠成長和提升生活品質，達到雙贏的目的。

② 關懷小組人力支援系統

第一線醫護人員

溝通關懷訓練，主要以第一線面對病人的醫護人員為先。如何學習相關的技能，對病患給予適當的溝通關懷，同時使自己能在職場上安心工作，減少身心負面能量的累積，皆為當務之急。

周邊快速支援

當第一線醫護人員無法及時處理突如其來的衝突時，院內就近的人員，或是院方指派的人員，應早已有所編制和訓練，可立即前往協助處理。

重大衝突指揮中心

當有重大的醫療衝突、爭議或糾紛時，院方主管階級、高層人士該在何時出面？以何種姿態正確地面對處理？如何指派人力協助？院外支援如何連結？這些都是要做的考慮。在平時就要先做好人員訓練、防範準備與應變計劃，才能減少衝突案件發生與擴大，並提高醫療人員與病人雙方的安全。

三、內化態度、鍛鍊技巧、靈活應變

醫病關懷溝通所在乎的不只是技巧，更強調其「態度」。當理解理念並學習到技巧時，並不代表就是學習完成，而只是打好基礎而已。接下來要不斷的練習，將理念融入於心，發自內心自然表現在態度上，身體力行的實施所學技巧，如此才能算是專業稱職的溝通關懷員。

何以需要學習各種不同階段的溝通關懷課程，就是為了要讓正確的態度和技巧能不斷地思考與練習，做到爐火純青的程度，將來面對重大的問題時，才能夠充滿信心、因應如宜、不害怕、不退卻，以同理心傾聽與應對，讓當事人雙方因為專業溝通關懷員的協助，順利開創對話，透過事實的主張、感情的主張、要求的主張等邏輯分析與思考，在對話中，讓雙方自我覺醒，藉著創造這樣的「對話空間」，引導雙方心念善意的交流，無形中建立起雙方的信賴，使溝通結果能朝向好的方向前進。

1 異中求同，促進和諧

增強衝突管理——掌握「同」

人的反應都靠直覺，直覺是不經思考的反射動作，往往是人為了保護生命、避開危險而做出最直接、最安全的反應。但是，人是有感情也有理智的動物，除了反射之外，必然也有高超的理性，以關懷溝通為本的「衝突管理」，就是要靠這一項能力來進行思考與完成訓練，也可說這是一場違背本能反應的學習歷程。

人的本能行為與反應都是一樣的，人同此心、心同此理，古今中外皆然。若能掌握人與人之間的「同」，當爭議和糾紛發生時，就能理解對方為何會出現如此的反應，而不至於不知所措和負面思考。

哈佛學者羅傑．費雪（Roger Fisher）在《Beyond reason》一書中提到人的5種核心問題，包括價值理解、連結、自律性、身分地位、角色。人的這5種核心關鍵如果被滿足，可以讓人如天使般的配合，發揮人性至善的一面；否則，不但會使彼此的關係惡化，導致更嚴重的對立，甚至會如惡魔般的大肆破壞、故意唱反調，而永無安寧之日。

這是我們面對他人情緒與情感面時，非常重要的5大核心問題，如何理解、同理、接納，甚至調節對方各種激動與消極的情緒，是決定溝通關懷成功與否的重要關鍵。

瞭解敘事能力——掌握「異」

每個人都是獨特唯一的個體，有自己的想法和做法，這些想法、做法，與生長的背景息息相關，這就是每個人獨特的「故事」。所以，每個人的想法與在意的需求，都離不開他的成長故事與經歷。也就是說，每一個人的言談舉止，反映了他們各自的習慣，遇到事情當下所反映出來的行為，也是來自他過去的生活經驗，或是身處的環境累積形成的。

因此，觀察對方的言語與肢體表達，仔細聆聽他的故事、他的心聲，才能真正瞭解他個人的特質與思考邏輯，找出他的立場與需求，進而針對他的需求進行改善、滿足或協調，如此才能化解衝突，並使對方在溝通的過程中，也能發覺自己內心的情況，自發性的改善並提升自己。

想做好關懷溝通，唯有從「傾聽」開始。專注、仔細、真誠的聆聽，從談話中發掘對方的故事，並且瞭解故事中所代表的意義，以及他真正內心所想表達或隱藏的事實，掌握每個「異」的特點，深入分析其成長環境、思維與需求，才能找出對彼此最適合的溝通和調解方案。

然而，要做到如此，必須先有信賴關係，而信賴關係的建立，最主要的支援力就在於「傾聽」對方。

關懷自己與他人——掌握「和」

人是具有理性的群居動物，與他人共同生活，溝通是必要的條件。從溝通中能瞭解自己與他人的異同，一方面瞭解自己、認識自己、接受自己、關懷自己，讓自己提升；然後推己及人，幫助他人、關懷他人，如此才有機會創造祥和雙贏、彼此共存的良善關係。

期待一個和諧共善的社會是理想目標，要達到此境界，唯有多數人都擁有「關懷」的理念才有機會。同時，關懷必須是「永遠的關懷」，如同美國哲學家米爾頓‧梅爾沃夫（Milton Mayeroff）闡述的關懷特質：以當事人為中心，耐心的聆聽他的述說，從事件一開始、溝通過程直到定案結束，甚至是後續和未來，對於對方，必須始終抱持著關懷的心。

沒有真正勇氣的關懷，不是有勇無謀，就是寸步難行。
沒有正確希望的關懷，不是誇大的期待，就是無法堅持。
沒有信任的關懷，只是皮毛。
沒有虛心的關懷，只是虛榮。
沒有真誠的關懷，只是虛假。
沒有知識的關懷，不會到位。
沒有節奏的關懷，只會製造混淆。

沒有耐心的關懷，不會開花結果。

能夠掌握關懷的真義，才能改變本位的心態。每個人都這樣做，才可能達到和諧共善的社會。

② 別讓情緒怪獸吃掉彼此的信賴

人與人之間最基本的尊重，就是從誠心的關懷開始。**保持著關懷他人的習慣，可以在最早的時間點感知對方的不滿，**對於提前防範、避免衝突發生是重要的前哨。而有所感知之後，便要有所行動，積極面對與化解對方負面的情緒；這時候，同時也要把自己的情緒管理好。

學習處理憤怒

當發生衝突時，人在言語上的直接表現就是大聲、斥責甚至咆哮。但是，情緒的表現上看起來激動、生氣、憤怒，實際上有的人內心並不是真的在生氣，只是生理反應表現出激動的表象而已。因此，學理上會說生氣、憤怒是「次發的表現」，當事人原本內心的本意並不一定如此，其內心可能是含著悲慟、後悔、不安、苦惱、自責等受挫折的感覺。

憤怒的背後，其實隱含了很多看不到的經歷、狀況與內心深處的需求。如果能認真的傾聽，讓對方覺得被接受與被尊重，就能讓他冷靜下來、自我思考，然後把真正的想法說明清楚。如此，事情的發展便會往正面的方向進行，原本以為難解的問題，亦有可能因為釐清原因，而找出適當的方法來化解。

((Note))

生氣的人容易瞭解和找出他的需求；冷漠不語的人，反而要特別小心應對與觀察。

面對爭議時初步處理5步驟

- Step 1 讓對方生氣憤怒的心情先平靜下來，此時就是聽他說，做到實質的傾聽。
- Step 2 瞭解他生氣憤怒的原因。
- Step 3 建立彼此的信賴關係。
- Step 4 重點回應對於爭議的處理計劃。
- Step 5 感謝對方願意提供寶貴的意見。

經過這5個步驟，相信對方已經冷靜許多，願意敞開心房吐露需求，後續仍須視情況持續關懷與溝通。

如何與生氣的人相處

事情一開始沒有處理好情緒問題，接下來只會讓對方更生氣。但是另一種情況是，如果一直針對情緒來降溫、緩和，卻沒察覺情緒背後真實的心聲和訴求，那麼原本不生氣的人，這下可真的要生氣了。

當我們還分辨不出真正的原因，卻得面對已經燃起怒火的人，該如何與他相處？以下建議3種方式，你可以練習這麼做：

減少刺激 不要對生氣的人做出相對反應

對方正在氣頭上，當下不要去做任何辯解與反擊，先靜下心來聽對方的說法，用感同身受的同理心去回應。若真的有誤會，就應該要立即澄清，或適度的道歉。

如果這時你急著說明，尤其是又長又專業化的解釋，就會被認為是在為自己辯解，那只會讓情況更惡化。因此，要銘記在心：遇到事情不要急著做解釋，先聽對方說，溫和與簡單的回應，否則就會被認為是在狡辯。

先讓自己能夠平靜以對，理解並接受對方的情緒反應，當對方也稍微平復，已經可以接受溝通的情況下，你再做簡單扼要的說明，這時候的說明才會有效。

✲ **深層思考** ▾▾▾ 成為客觀的第3觀察者

把自我溝通調解的思維放在心裡，思考對方為何會「生氣」？這背後「真正的訴求」是什麼？以「第3者」的角度來觀察對方的表面主張（position），探索其背後深層的欲求（interest），然後做出體諒和理解的善意回應。同時，客觀的看自己，以客觀的認知，來控制自己的意識變化與情緒反應。

✲ **本意判斷** ▾▾▾ 看透對方內心的癥結

表面上看到的「生氣」，背後真正的深層反映可能是其他的情緒，如抱歉、虧欠、自責、不安、悔恨等等，因此，生氣可能是後悔或是不安等情緒的轉移，只有先正視、面對與接受對方表面的憤怒，不隨著其情緒起舞，透過關懷、傾聽，讓對方冷靜、整理思緒、說出真正的想法和欲求，如此才能化解憤怒的表象，進而找出對方內心真正在意的問題癥結。

舉一個例子說明，小朋友抽血或打點滴是一件非常辛苦的事，孩子哭得歇斯底里，醫護人員或醫檢師都需要有助手在旁邊幫忙抓著。這時，一旁的家屬必定是兩眼狠狠地盯著看，如果沒有一針就上，必定會大聲斥責，甚至揮手打人。家屬大聲斥責或打人是表現出來的立場（position），內心其實是對孩子的不捨、不安或是自責，那才是他們深層的想法和欲求（interest）；而哭是孩子的立場表現，害怕則是內心的情緒。

醫護人員如果能夠深入瞭解，將對方的表面情緒加上其背景、來龍去脈一起思考的話，就可以重塑建構（reframing）事實的真相，瞭解引起當事人憤怒的真正原因，進而針對主要問題加以關懷處理，這樣才能有效化解對方憤怒的情緒。

((Note))

會產生爭議，其實是病人在告訴我們他的需要、他求助無門，希望我們能想辦法幫忙。

③ 學習傾聽技巧——語言與非語言的接收

建立信賴關係的最重要關鍵，基本技巧就在於「傾聽」。傾聽的過程，包括語言與非語言2大部分，詳細的態度與技巧掌握方法，將以「深度傾聽」、「意識聚焦」、「說與聽黃金比例」3大核心概念逐一說明：

深度傾聽6步驟

傾聽，要聽到真心，聽到重點，才能確認問題的癥結所在，後續的溝通也才有正確的方向可以依循。為達成效果，傾聽時必須經過6個步驟，包括「提問」、「觀察」、「認同與鼓勵」、「換句話說」、「反映感受」、「摘要總結與感謝」，這6個步驟是連續的，其中更包含了「察覺」和「促進溝通」的技巧。基本上，能瞭解與把握這6個步驟和2大技巧，就能掌握全部的溝通關懷精神。

✲ 步驟❶ 提問方法——封閉式與開放式提問

◆ 封閉式提問：雙方聚焦在某個特定議題上，主導者是提問者也是聆聽者，提出的問題，通常對方以簡短的話語就能回答完畢，像是以「是」、「不是」、「可以」、「不可以」或「何時」

等起頭提問，如「吃飽了沒有？」「是不是很傷心？」等。

◆**開放式提問**：所提的問題，對方無法以簡單幾句話就完成回答，常以「做什麼事？」「怎麼了嗎？」「以前的經驗方便描述一下嗎？」或「那時候的情形，可以再具體說明一下嗎？」等諮詢的方式起頭，鼓勵對方多談、多抒發情緒，以提供更多的資訊，讓提問者更能瞭解對方真正的狀況。

✲ 步驟❷ 觀察技巧——態度、認知與差異點

在傾聽的過程中，除了聽對方說話的內容，還要仔細觀察對方的神情、肢體和細節動作，聆聽對方的聲音、聲調、音量與內容等各種表現。以下為觀察的重要細節和特殊時機：

◆**語言的細節表現**：對方說話時要專注地聽，注意其中的語調、內容變化，以及「是誰」或「是什麼時候」引發態度的改變，對方是以第1或是第3人稱在敘說，內容是負面或是正面，說話過程中有無特殊停頓，或是欲言又止等現象。

◆**非語言行為線索**：如雙眼交會、細節動作、身體傾斜、雙臂交叉、表情線索、大肢體動作等。

◆**溝通出現歧見時的反應**：當溝通中發生歧見爭議時，要注意對方的矛盾與差異反應，以感受、

看、聽各種方式關注對方的世界，當自己說出希望對方改變，或論及他的某些相關議題時，對方的衝擊是什麼？觀察其細微的反應變化，發覺對方真正在意的問題點，藉此精進自己的微調能力，做後續溝通方向和重點的修正。

◆ 個性與文化背景評估：傾聽和觀察時，要考慮到對方的個人性、文化、受教育情況等差別，要特別提醒的是：不同文化、不同個體、不同地區之條件下，即使表現出看似同樣的動作、同樣的言語，卻可能代表著不同的意義。

((Note))

傾聽和對話時，用詞與態度要非常的嚴謹、認真且嚴肅，但表情要柔和謙遜。

✲ 步驟❸ 認同與鼓勵——讓對方滔滔不絕的說下去

藉由以下幾種方法，可以幫助和保持對方提出他的想法與感覺：

◆ 非言語關注：雙眼交會、微笑、點頭等。

◆ 言語肯定：嗯、嗯、是、是……等簡單而誠懇的回應。

◆重述重點：將對方所說的幾個「關鍵字句」重述給對方聽，顯示你認真聆聽。

✲步驟❹ 換句話說——將對方的重要話語吸收反饋

回應對方剛剛的述說，要用自己的言語加上對方說過的關鍵語句，反饋給對方聽。要注意的是：「換句話說」不是如鸚鵡回應般的照著重說一次，而是要用自己所聽到、理解、整理過的正向言語，加上對方說過的關鍵字句回應出來，讓對方確認是不是正確。

易惹惱人的「鸚鵡回應」

鸚鵡式的回應如同鏡像反射，指的是對於別人所說的話，聽者完全不加修飾、整理，就重複一遍回應給說者聽，如對方說：「講了幾百次都不理我，我就是要讓這件事情鬧大！」聽者回應：「你剛剛說：『講了幾百次都不理你，你就是要讓這件事情鬧大！』是嗎？」如此的回應通常是不妥的，不要直接將對方的話一字不改的回應給對方，會造成不可預期的副作用，有火上加油的可能。

鸚鵡式的回應，常見於2歲半左右的孩童，人類年幼時的語言發展過程，有一陣子需要透過模仿來學習，也因此會出現鸚鵡式的回應。孩子會跟著大人說同樣的話，剛開始大人覺得很興奮，因為孩子會說話了，可是聽了幾次後，孩子如果還是持續跟著大人的話重複回應，就會讓人覺得煩躁，負面情緒就會上來。尤其是成人之間，這樣的回應會讓人更不舒服。

除非是在能掌握對方的情緒之下，某些特殊的情況，才能運用「鸚鵡式回應」，像是為了讓說話者瞭解自己的表達是如何，清楚檢視這是否真的是他想傳達的，適時的讓說者反思，以調整自己的言行。

✲步驟❺ 反映感受——同理心的展現

反映感受的方法，首先要觀察對方的情緒，並精確地掌握對方言談中「情緒性的字眼」，如「我真的覺得痛心…我很生氣…我很擔心…」等等。

說出對方的情緒，確認情緒關鍵語，以「換句話說」的方式說出來並重複傳達，直到對方確認為止。這種做法，在於幫助對方確認自己的情緒，也表達你已理解他的感受。

在此必須提醒的是：這種「反映感受」的做法，並不適用全部的情況，有時候這樣回應是合宜的，但有時候會出乎意料地讓人錯愕。因此，當運用此法出現效果不如預期，或對方有負面反應時，必須立即察覺，改變方式，否則會弄巧成拙。

((Note))

重複回應對方的情緒，讓對方確認自己的表達。

反映感受之對話模擬

〔對話狀況①〕

1. 病方：「治療成這樣的結果，我真的覺得很痛心！」

傾聽者：「治療的結果不如預期，讓您覺得很心痛。」

「您如何度過段心痛的日子？」（開放性提問，以便瞭解更多的資訊。）

2. 病方：「好好的事情搞成這樣，我非常的生氣！」

傾聽者：「事情的結果處理得不夠圓滿，讓您覺得很生氣。」

「您當初期待的結果，是否方便再說明一下？如您原先的計劃是？」（開放式提問）

不悅態度出現！立即說明並修正

如果這時發現對方表情不悅時，要立刻說明會這樣問的原因，以便讓氣氛緩和下來，像是說明：「我這樣回應也許會讓您更生氣，不過我想進一步瞭解事情結果不如預期的原因……。」

〔對話狀況②〕

病患說：「我絕對不要抽第2次血！」

傾聽者可以有以下幾種說法：

1. 「治療很辛苦！您曾經有因為抽血而感覺到不舒服的經驗是嗎？」
2. 「抽血肯定讓您覺得很害怕，我會仔細地幫您找尋合適的血管，如果我沒有把握的話，會再請求其他同事協助。」
3. 「常要抽血檢查一定讓您很緊張！我先慢慢幫您找血管，如果有任何不舒服，您可以隨時告訴我，我們可以暫停。」

傾聽者不適合這樣說

「抽血沒什麼大不了的，不要緊張，手伸出來就好。」

「不要擔心，你看這麼多人都在抽血，他們都沒事。」

另外，也不能不理病患的發言，自顧著進行抽血作業。

✲步驟❻ 摘要總結——確認共識並感謝

在對談告一段落時，要確認彼此溝通的內容，感謝對方的配合，並說明接下來的目標，確認是否繼續溝通下去的意願。以「換句話說」的方式，簡單的將談話過程中「主要的事實」與「情緒」做確認，將「好的感覺」再敘述一次。最後，感謝對方撥空提供資訊，感謝他願意將感受表達出來讓我們瞭解。

傾聽7不原則

東山紘久所著《傾聽，不可思議的力量》一書中，提出了聆聽者的7不原則：不說謊、不掩飾、不當評論家、不說藉口、不說明、不聊自己的事、不逼問。這7項原則，道出了傾聽時的重要禁止事項。

然而，原則中也有例外，像是「不聊自己的事」有時要看情況，如果在適當的時機，且經過溝通關懷的專業訓練，判斷出對方需要你以個人經歷來取得信賴關係時，就可以稍微運用「聊聊自己」這種方法。尤其是在人情味濃厚的台灣，「說說自己的事」可以拉近彼此的關係。

但是原則上，仍建議在不確定、非對方需要的情況下，還是不要輕易地聊自己的事，否則很可能引起負面情緒，導致不良結果，破壞原先已建立的信賴關係，這種例子經常發生。

意識聚焦4級數

傾聽時的誠懇態度、專注力、意識聚焦，是溝通關懷員用來自我評估「同理心」與「關懷度」的指標：以下第1級與第2級不算是同理心的展現，第3級為標準態度，第4級則是需要經過專業訓練與不斷的練習，才能達到的專業級程度。

✲ 第❶級 自我為中心的傾聽

以自我為中心，將意識焦點放在自己身上的傾聽方式。雖然有在聽對方說話，但心裡想的都是以自己為出發點，只顧著用自己的想法與方式來應對，不只是先將自己的主張說出來，還可能一開始就抱持著偏見，對於溝通的對象認為來者都不懷好意，所說出來的話必定也不是真誠的，而是另有目的，所以，整個過程都以自己的認知和直覺去應對。

✲ 第❷級 自認是專家的傾聽

與第1級相同之處，在於都是將意識焦點放在自己身上的傾聽方式。差別在於自己以「專家」的身分自居，認為自己是過來人，經驗豐富，所以，看起來像是以專家的身分對人表示關心和傾聽，實際上是聽了對方的說詞後，將焦點放在「對身為專家的我來說，這有什麼意義？」「身為專家的我，該如何回應？」「因為我是職責所在，不得不聽！」

這種傾聽的心態，由於是以顧慮自己的想法和表現為主，認為是援助者的姿態，難免會產生刻意接納的現象，並非真正發揮同理心。因此，溝通過程對雙方來說，可能都是一件很難受的事，一方面說者感受不到聽者的同理與關懷，只是感覺對方是勉強在聽；聽者則覺得不想聽也不行，認為這只是為了工作，快快結束就好。

✲第❸級 完全關注對方的同理傾聽

這是將意識焦點完全放在對方身上的傾聽方式，類似心理諮詢的傾聽姿態。經過專業的溝通關懷教育訓練，理解如何接納與同理他人之後，就會以適當的言語及非言語方式表達出：「您說的話，我能瞭解」、「這給您帶來怎樣的困擾呢？」等體貼的對話，讓對方感受到傾聽者的真誠、用心與理解。

✲第❹級 掌握彼此與環境的專業傾聽

將意識焦點放在自己周遭一切的傾聽方式，除了達到第3級同理接納對方的狀態外，更對於當場環境、及時發出的訊息與狀況、雙方的認知與言行舉止，甚至傾聽者對自己的言談舉止、發揮出的影響性都能覺察，保持著高度敏感的意識狀態去傾聽與應對。

這是非常專業且高難度的技巧，如此可以很清楚的察覺到當事人的變化，並且隨時修正自己的應對方法與態度，同時還能掌控周遭環境的影響因素，在必要時做出妥適的調整與因應。

專業溝通關懷員的第4級傾聽訓練

專業溝通關懷員的最佳能力，應該達到前述第4級的訓練標準。主要是在傾聽眼前當事人說話時，以不評斷、毫無成見的心態去聆聽並接納對方。在聽的過程中，要自然統整、歸納和做出反應，讓對方能夠在內心自我對話，也能促進彼此雙向的對話與資訊共享。當溝通關懷員扮演第3者角色時，面對醫病雙方當事人，形成3方對話，基本原則仍然不變。

乍看之下也許很難，但這種傾聽法與心理諮詢的相異之處，在於必須接受「IPI爭議點分析模式」研修，之後便能自然學會全套溝通關懷的理論與應用技能，此分析模式將於後續說明。

專業溝通關懷員的訓練過程，不僅是訓練對他人的傾聽關懷，也著重於訓練發掘自我、瞭解自我、自我成長、自我關懷。唯有先掌握到自我關懷的技巧，在傾聽對方的時候，才能夠對當場的環境、即時發出的訊息與狀況、雙方的認知與言行舉止、想法等，保持同理接納、高度敏感的意識去傾聽與應對。

說與聽黃金比例1：9

聽故事似乎是讓人愉快的事情，不過，如果把它當成專職，可能就會令人畏懼，尤其是聽的都是抱怨的故事，更會讓人心力交瘁。因此，如何聽他人的故事，卻不會影響自己的情緒，是一門必要的學習課程。

《哈佛交涉術》一書提到：要將「人」與「事」分開來處理，先瞭解人的情緒，把問題與人分開來看。如果能誠懇的傾聽他人的故事，讓對方可以滿足地說出自己想說的話，你需要的許多解答就在其中。

但是事實上，我們生活中都不曾好好的說話，或是說的話沒人要聽，接收者則是「想聽自己想聽的」而已，所以，如果沒有克服這個盲點，就達不到想要找出問題關鍵點的效果。

學會好好聽別人說話非常重要，說話的時機與多寡，以「說者9，聽者1」為最佳比例，也就是讓說者滔滔不停地說，聽者適度的簡單回應，在重要時刻才提出開放性的提問，引導說者繼續抒發和表達，這是傾聽者必須瞭解的黃金比例。

最初的2分鐘，專注柔和的聆聽態度與肢體回應是關鍵。盡量讓說者感受到有人願意聽他說話，而且也聽進去了，只要說者願意繼續說，聽者就能得到更多的線索，說者也能得到表達與被瞭解的滿足感，信任的種子將會在此時逐漸萌芽。

除了會聽故事、促進表達之外，適時改變對方的認知，幫對方舒緩、解決問題，是最為重要的目的。

✲如何聽他人故事，長自我經驗

個人經歷過一個很不愉快的用餐客服經驗，已經過了好幾年了，卻記憶猶新。再次造訪，想說是不是會有所改善，決定再如法炮製一次，結果得到的是同樣的回應，真是令人噴飯。如果一個公司只是注重形式上的處理程序，沒有真正實質的檢討改善，經營情況只會每況愈下，無法讓光顧的客戶感受到真誠與改變，也就無法獲得客人的信賴。

事情是這樣的：有一次全家很高興地前往一家頗為知名的餐廳聚餐，當天我的心情很好，餐廳的服務人員態度也很親切，環境氣氛雖然燈光暗了一點，但整個設計與動線還算能讓人心情放鬆。然而，在送菜的過程中出了一點小差錯，湯的溫度不熱，而是溫涼的，讓人喝起來感覺不是很到味，破壞了整個用餐的胃口，但是用餐過程中家人聊天愉快，所以還不至於太掃興。

用餐結束時，服務人員拿了結帳單與問卷，非常期待我們的意見，我也因為心情還不錯，就決定寫一些建議以期改善。平時雖然看到問卷我也會填寫，但都不會特別寫建議，因為寫了通常對方都沒有回應，也沒有改善，久而久之，也就放棄了。不過，這次看到服務人員的親切笑臉與真誠態度，就覺得想對這樣的餐廳做些更好的建言，期待能有更好的品質。

沒想到，才填完問卷，還來不及起身結帳，就來了一位穿著不同顏色制服的女服務員，她來到我們的餐桌前，客氣地蹲下來詢問填寫問卷的人是哪一位，然後就直接對問卷的內容道歉，並解釋了一堆理由，最後說下次來直接找她，一定會特別招待我們，也拿了2張免費招待券給我。

看似很有誠意解決問題，但是整個過程中，我只有機會說了一句：「是，是我寫的，因為湯不夠熱。」話還沒講完，就被一連串令人錯愕的處理方式搞壞了原本的好心情。最後，當經理自認為完成溝通，拿出了2張免費招待券，讓我整個人幾乎抓狂！當下，我很不高興地告訴經理：「客人填問卷，你們怎麼會立即來詢問呢？直接問我為何不滿意，這種做法，怎麼可能讓客戶說出想說的話？」

((Note))

快速客服不表示積極有效，先聽懂對方說的話才重要。

對於我不悅的反應，餐廳經理只是一味地道歉，我們家人個個面色凝重，也覺得這樣急就章的問卷客服太令人不舒服，不知道是要達到什麼目的？最後，全家人討論出來的結論是：店家這麼快速的急著回應問卷，應該是希望客人將「不滿意」的選項刪掉，都改為「滿意」，否則全體員工可能都會被扣點、影響考績、影響店的聲譽。所以，店經理必須立即處理，否則留下記錄，後果將很淒慘。

如此的客服，真的能夠改善服務品質嗎？全部的過程都是以店經理的立場為出發點，一點都沒有以客戶的角度來思考，看到客人填寫完問卷就立刻採取行動，匆忙想解決問題，這樣的行為，可能對一部分的客人來說可以接受，但不一定全部的客人都適用。像我們這種不希望被打擾、不希望立刻有人來處理詢問的人，相信也不在少數。如果真的希望問題被立即處理，這種客人在現場就會馬上提出需求和意見，也不會去填寫問卷了。

想要找出客人的意願是屬於哪一種，就必須要觀察、傾聽、暗中發覺，對客人的屬性和特質有所瞭解後，再決定下一個流程應該如何處理較合適，而不是只有一個想法、一種客服公式去因應所有的狀況。如果每次都是採取「客人有不滿意就立即解決，以免被公司處罰」，那莽撞之間必然看不清真正的問題，也無法真的解決客人在意的地方，反而只會雪上加霜，造成客人反感。

即使是期待客人能改變問卷上的負評，修改成「滿意」，也應該要先讓客戶有機會說明想法和需求，誠意的溝通，找出客人「真正的期待」，滿足客人表達自己的想法與需求之後，再請客人修正選項才是。

((Note))

讓對方覺得被尊重，
溝通過程的感受很重要。

✲先懂互相同理，再談互惠回饋

當雙方溝通發生認知落差時，無論有多委屈或不可置信，都要耐心且仔細聆聽對方的聲音，思考為何會如此。即使對方無法以關懷的角度思考應對，但至少我們瞭解以後，能幫助他們。

南部有一位學員分享了他的經歷——由於擔任的醫護工作經常要出差，南北往返，奔波辛勞和耗費體力等種種考量之下，他選擇搭乘花費較高但快速省時的高鐵。有一次，工作比預定的時間提前結束，他很興奮地前往車站，看到剛進站的一班車，心想應該可以提前上車，因此詢問了候車巡邏人員，結果巡邏服務員的回答是：「等我手邊的事情忙完再說。」學員心想：「等你忙完了，車子早就開走了。」還好有另外的服務人員接待了他，並跟他說：「必須回去櫃檯換票才能劃位，否則就必須坐自由席。」結果這位學員因為時間的考量，最後就坐上自由席回家了。

事後，學員打電話詢問客服人員，希望能有改進的方式，結果與客服人員在溝通上各說各話，重複訴說個人的訴求，學員希望客服人員能夠把他的意見提報給公司，改進換票和劃位的流程以方便客人；客服人員這方面卻堅持表示公司的規定就是如此，希望客人能遵照公司的規定。兩方談話毫無交集，各執己見，最後，這位學員只好無奈的掛上電話。

制度上的問題，員工也無奈。如果學過衝突管理與溝通關懷的方法，這位乘車的醫護人員就能先以同理心來瞭解高鐵員工的立場，知道他無法改變這件事，而先表現出體諒關懷的善意，委婉的讓他知道他不必違背公司制度，不會被為難，依然能幫客戶向公司反應意見，只需幫忙向上提報，交由公司的主管自行評估是否願意去改變。

這種政策決定，雖然不是那位客服人員可以改變的，但若能透過他主動積極的提案請示，卻有機會變成可能。如果這位醫護人員能在言語間先瞭解、接受、關懷客服人員的立場，讓他感受到善意，就會大大改變客服員在電話中的態度和後續做法。

我們溝通時的心態不是去吵架，是希望溝通能成功，既不為難對方，又能滿足自己的需求，甚至能因此造福更多的人。

類似這樣的情況，比比皆是。醫院的制度也是如此，因此，「員工關懷教育」是非常重要的一環。投訴的病人，不一定都是學過溝通關懷理念的人，來的目的也不一致，唯有聽他說，才能找出他的訴求，光看表面是無法瞭解的。接下來的「IPI爭議點分析模式」無比的重要，瞭解IPI，對於很多事情就更能夠找到方法、找到契機去改變。

④學習覺察技巧——IPI爭議點分析處理模式

察覺的技巧，主要目標是尋求隱藏在表面立場或衝突的議題內，對方真正想表達的要求。這是哈佛談判大師羅傑．費雪（Roger Fisher）所提倡的「IPI爭議點分析模式」，IPI包含了爭議點I（issue）、表現立場P（position）、深層欲求I（interest）3大構成要素。

在仔細說明IPI之前，我們先來討論一種情況：1顆橘子兩姐妹要分，如何分？

多數人直覺的想法，通常會有3種解決方式：

方法1：孔融讓梨，橘子給姊姊。

方法2：兩個人平分，1人1半。

方法3：大的讓小的，橘子給妹妹。

衝突的表面與深層

✲ 爭論點 ▸▸▸ I（issue）

發生問題後，雙方表面上所主張的爭論或是衝突，稱之為「爭點」、「爭議點」或「議題」，通常癥結不只1個，當事人多半會提出好幾個爭議點，可能是情緒性的衝突表現，也可能是考量到本身利益的爭論。

例如：兩個姊妹搶1顆橘子，「搶橘子」這件事就是爭點。

✲ 表面立場 ▸▸▸ P（position）

表面上以言語表現出來的主張、立場或要求，通常也不只1個。根據事件的不同，1個爭議點可能會牽涉到好幾種立場，此外，立場可能在進行對話的過程中產生變化，如改變立場，改變主張等。

例如：兩個姊妹都說要這顆橘子，「要這顆橘子」就是表面主張，就是個人立場。

✲深層欲求 ▸▸▸ I（interest）

隱藏在表面要求背後的「真正要求或主張」，正是IPI爭議點分析模式的重點，如堅持的主張、過度的要求，或是一直執著於某些小事的人，背後可能都隱藏更深層、需要被人關心的部分。

雙方當事人的深層欲求也許有共通之處，也許是完全不一樣的需求，必須在傾聽對話當中去分析整理，才會逐漸發現和明確化，這正是為何實踐IPI爭議點分析是如此的重要。

此外，在醫療爭議的範疇裡，深層欲求是由表面到深層的多重構造，在溝通過程中，欲求會隨著當事人的察覺而有所改變。這種情況，相較於哈佛學者羅傑．費雪（Roger Fisher）應用於商業的交涉，又要更複雜許多。

事實上，如果雙方完全沒有焦點，也不抱持任何關心的話，是不會產生爭執的。因此，溝通關懷的目的，就是在促使雙方「察覺」深層欲求，改變自己表面的立場，發現真正的爭議點，並加以聚焦，尋求正確的滿足方法。

例如：詢問之下，姊姊需要橘子皮，真正欲求是為了要做勞作；妹妹需要果肉，因為口渴，欲求是想喝果汁解渴。

IPI爭議點分析2階段

✲第一階段 ▸ 掌握當事人敘事的原貌

溝通過程中，盡量不要把對方說的話自行加以解釋，只要將當事人的話直接記錄下來即可，以免在一開始就產生誤解和扭曲，影響到後續分析的方向。立場的表面主張，是取得當事人深層欲求的資訊，當事人在談話的過程中，偶爾自己也會察覺到內心是怎麼一回事，那個瞬間，當事人在言語或肢體表現中，就會有所改變，這時深入聆聽的溝通關懷員要有能力察覺，才能找出對話中的線索與深層欲求的層次。

深層欲求並非由單一元素所組成。當事人之間的對話深度不同，能看到的深層欲求也會有所改變，此為動態現象，也是螺旋狀的IPI。在對話進行中，直接且真實地把對話記錄呈現出來，才是發掘當事人真正欲求的契機。

✲第二階段 ▸▸▸ 找出促進對話的指南針

在每一次對話告一段落時，必須好好整理、分析對話的內容，靜下心來尋找雙方真正的欲求。

此階段處理的步驟有3項：

✲步驟❶ 找尋重要線索

A. **尋找關鍵點**：整理出一些重要的關鍵語，如正向的表達言語、用意良善的話、善意的回應，或是負面情緒中隱含的意思。

B. **尋找新見解**：在關鍵點裡，找出新的見解。雖然不一定可以找得到，但是溝通關懷一定要有這樣的企圖心，才有機會找出可能存在的新契機。

C. **尋找隱藏的深層欲求**：當事者內心的欲求，通常不會輕易地透露出來，有時候還可能企圖隱瞞，甚至連當事者自己也不知道。這正是溝通關懷員必須具備的技巧，幫助當事人自我察覺、成長和療癒的關鍵時機。

✲ 步驟❷ 選擇可處理的議題

整合所發現的線索，有2個重要原則：將「人」與「問題」切割，以及不要去執著於過去的事實，要考慮「未來的可能性」。在許多議題下，要分析何者是現階段可以處理的議題，何者是暫時無法處理得先擱置的，再來決定優先順序。

✲ 步驟❸ 更深層的探索

除了上述的欲求外，再去觀察和探究是否有更深層欲求的可能。不要太容易就覺得「夠了」，輕易地覺得滿足，會造成錯誤的分析和判斷。

⑤ 促進溝通技巧——友善、接納、引導聚焦

促進對話的技巧，除了要具備「傾聽」與「察覺」能力外，還要注意去除情緒性、人身攻擊的負面言詞，將對話焦點自然地導向積極的中立方向。

••• 正向、彈性與創意

換句話說，促進溝通的重點，就是將消極負面的觀點，轉換為正面積極的觀點，也就是「重

建認知」的技巧。但是，如果只是將對話轉換至積極方向，仍無法達成解決問題的目的，還必須創造能滿足雙方深層欲求的共識。此時的思考，必須具備新的觀點、彈性與創意。

重塑問題的認知框架

在溝通的過程中，一面傾聽，一面要協助當事人建立「問題認知框架」，從問題發生一開始的情緒化、具防禦攻擊性，轉換成較為客觀且願意配合的態度，這就是「重塑技巧」。也可以說是透過重新敘事，促使雙方當事人建構出替代性故事。簡單來說，就是「從別的觀點來檢視問題，賦予意義」。客觀檢視自己，並接受其他的可能性，會成為日後雙方當事人合作、創造出共識的契機。

例如：找出兩姐妹各自的需求，讓原本「搶橘子」的爭議點，轉換成真正的問題與需求，並尋求滿足彼此的對策，最後達到雙贏的結果，像是橘子皮給姊姊做勞作，橘子肉給妹妹解渴。只要能達到共通合意的契機，很多案例都能像兩姐妹一樣達成協議，結局圓滿。

⑥執行運用——學習自我溝通關懷，與助人並行

習得自我溝通關懷的知識與技巧，首先應該要運用在自己身上，包括認識自己、瞭解自己、關懷自己。

心智自療與強化

以下為作者的親身經驗

還沒接觸到這個領域之前，我對衝突是非常抗拒與排斥的。每當感覺到氣氛不對時，呼吸不知不覺地加快起來，視線變得模糊，思緒亂了，無法集中注意力接收對方的談話內容，更不用說要好好因應接下來可能發生的情況。心跳聲、喘鳴聲衝擊腦海，頓時之間說不出任何話語，逃避的念頭油然而生，雙腳卻沉重得無法移動，最終只能呆滯地杵在原地，期盼事情不曾發生，期待一切平靜安然的度過。而這種情況，怎麼可能安然平靜地消失，當然最後都是不歡而散，不然就是大打出手，雙方弄到不可收拾的地步。

因為這樣的想法，我在糾紛衝突中必然當下嚇得啞口無語，任對方惡言相向，我只能默默的

被數落。如果我是旁觀的第3者，也不會做出任何積極有效的行動，要不是站在一旁默默等待落幕，就是逃之夭夭。如果這件事涉及非常重要的人物或是事務，事後的我一定會非常後悔與自責自己的無能。

如今，習得溝通技能和衝突管理，並將完整的課程在台灣展開，也建立了師資培育團隊，我個人的自我衝突管理已經有很大的突破，當衝突的事件發生時，也能夠較冷靜的看待，適度化解當下的不良情緒，將事件以當時最妥善的方式及時處理。

追蹤學員學後的感想，有很多人並非醫院中處理醫療糾紛案件的專業人員，回應多是：「在工作上沒有機會派上用場，但是與家人的溝通改變了，衝突也減少了。」有些學員則是同事間的衝突改善，增加了在工作上的信心。這些都是自我溝通關懷的成效。

自我溝通關懷，除了上述幾個最基本的觀念與技巧，必須具備和靈活應用外，最重要的是心中要常保有「溝通關懷」的心，將處理自我與他人「憤怒情緒」的守則因應自如，瞭解衝突管理的原理和原則，就能預防與化解人際間的糾紛與衝突情形。這是溝通關懷最基本、最首要建立的第一步。

「自我溝通關懷」的應對，相較於關懷他人更為根本，也是最初級階段的學習。先把自己穩住，不僅有助於醫療糾紛衝突的預防，也才有可能進一步以中立的態度，擔任第3者關懷他人的角色。

面對悲觀挑剔的批評者

有些人是悲觀主義者，一生承受著許多不如意的經歷，因此，對待任何的事物都喜歡抱怨、批評與挑剔。遇到這樣的人，醫護人員不免情緒也會跟著低落，影響工作時的心情與判斷力。所以，在當下必須先採取「自我關懷」的做法：

1. **深思**——讓自己的心情平靜下來，並思考為什麼對方會有如此的舉止。
2. **反思**——是不是自己的行為影響了對方，讓他做出這樣的反擊。
3. **探詢**——如果不是自己造成的，試著以「開放性提問」瞭解他的故事，並尊重他。
4. **說明**——以認真的態度，告訴他接下來事情的處理方式，讓他察覺到自己的言行以及造成了某些後果，其中或許有些是令人不舒服的。

記得不要隨之起舞，以免引起對立與不必要的後遺症。先以冷靜沈著的態度，分析對方的言語行為，並找出適當的方法應對。有時候，透過提問或重複確認對方說的話，能讓對方看到自己的狀態，進而會冷靜下來，對自己的行為道歉。

((Note))

平時多訓練，不是說話術，
而是由內而外自然發散出來的誠懇氣質。

3方溝通關懷怎麼做

遭受投訴時，第一線人員也許無法立刻取得對方的認同，這時就必須由受過專業訓練的相關人士出面，幫忙做溝通關懷和協調。謹記，此時的相關人士絕對不是院方高層，或是有權利決定決策的人，而是就近能以最快第一時間協助處理的人。

✲現學現用，研習課後立即實證

有一位不是負責處理醫療糾紛的護理人員，習得溝通關懷課程後，提出了這樣的分享：

在2天的基礎課程完成，初步瞭解整個溝通關懷、衝突管理的理念和方法後，回職場上工作沒多久，就發現一位主治醫師跟病人的對話出現紛爭，醫病雙方本來關係還不錯，卻不知道什麼原因，當天在病房的走廊上對話聲調越來越激昂，雙方表情越來越凝重，讓旁人紛紛投以驚訝的眼光。

這位護理人員立刻上前去瞭解狀況，並利用2天課程學習到的技巧，傾聽並開放性的提問，找出雙方爭議的事情，緩和雙方當事人的情緒，促進良性的對話，最後化解了雙方的問題，修復了彼此的關係。

通常學過此課程觀念，加上本身的工作經驗，許多人在職場上更能如虎添翼，增加信心，將事情處理得更圓滿。但是，如果技巧觀念不純熟，只擁有熱忱，有時反而會弄巧成拙，公親變事主，這可不是大家樂見的。

溝通關懷的應用場合，必需「當事人雙方」與「溝通關懷員」同在一處。如果能在「告知後經由雙方同意」的情況下，再進行促進溝通調解，既能確保病方的發言機會，醫病雙方基於各自背景或環境的對話也能更平行。當醫療事故或投訴等問題擴大發展時，當場需要鄰近可適時介入的溝通關懷員（如受過訓練的護理長等），及時發揮其調解技巧與理論應用，這種醫療糾紛或事故的及早期介入，掌握先機非常重要。

((Note))
容易引爆不滿的「小細節」，要及時察覺出來立刻矯正，以免擴大。

✲高層不宜初期主導的原因

溝通關懷的技能應用，無論在醫病關係或是院內部門之間、人員間都適用。主要原則都是對當事人進行關懷、支持與協助，藉由提供「同理心關懷」來防止認知分歧擴大。

達成協議與結案並不是最直接主要的目標，因為如果整個事件過程沒有處理好，就急著達成協議，想了結抱怨，或試著去說服雙方接受某種定論，反而會導致更深的疑惑與憤怒。

同時再次提醒：握有決定權的院方高層，必須避免在事件早期介入處理。因為，這樣會在還沒找到真正問題時，就匆促做出決定，造成只是表面定論而已，可能會導致後續更複雜的問題，而不是真正解決問題。

✲追求真正和解，不草率結案「搓湯圓」

基於尊重雙方權益，為了不草率和解，或任由事件扭曲、關係惡化，當醫療糾紛或事故發生時，必須由訓練有素的專業溝通關懷員來做溝通，因此，各醫療機構都需設有「溝通關懷員」這樣的人力。

尤其重大案件發生，像是病人受到重大傷害或死亡結果時，導致嚴重的醫療糾紛，此階段不僅涉及情緒傷痛慘烈，難以平撫，同時也涉及不同單位與複雜的醫護相關人員，或牽涉醫院外的相關單位，如各地醫師公會、在地之鄉鎮市區公所的調解會，甚至是法院訴訟前置之調解。

第二章　抱持永遠關懷的心，就會改變結果

☺客訴抱怨，是最重要的求救訊號

本單元我們提出3個實際的醫糾案例，在探討和解析之前，請先從下列幾個問題，進行初步的自我觀念評估。

請判斷下列案例的當事人，是否為一般所稱的「奧客」？真的是溝通不良、處理困難嗎？在思考的時候，也請您依據奇美醫院副院長林宏榮醫師所說：「難搞的病人不等於不合理的病人」這句話來思考和判斷。

狀況1：病人沒頭沒腦的詢問問題、提供的訊息不足，增加了醫護人員的負擔，造成醫護人員不悅，甚至還跑去投訴。

狀況2：因為醫事人員不熟悉制度，導致病人和家屬無法順利完成所要的資料，因而大聲吵鬧罵人，甚至在爭執後打傷醫護人員。

狀況3：酒醉病人趁醫護人員忙碌時，攻擊打傷醫護人員。

狀況4：失智老人在護理師要幫他抽血檢查時，攻擊打傷護理師。

評估完這4種狀況，先把心裡的想法放在一邊。等讀完以下案例發生的完整經過，瞭解來龍去脈，再回過頭來重新思考上述的問題，重新做一次評估，看看自己對「奧客」這個觀點是不是有所改變？另外，參酌案例問題的分析檢討，想想如果遇到類似的情況發生，是否能做出更合宜的應對，及早化解潛在的紛爭。

一、是奧客難搞，還是傲醫難喬？

所謂難溝通的病人，真的難溝通嗎？我們先來瞭解以下案例的發生經過，再評論此事。

Case Study 1 藥，不藥？有關係——急診室服務中斷的衝突事件

當事人陪同身體不適的家人到急診處就醫，醫師診療後，跟病人說吃過藥就可以回家休息

了。就在辦好離院手續的同時，病人發生嘔吐的現象，把剛剛才吃下的藥吐了出來，此時，害怕驚慌的家屬滿腹疑問：「原本說吃完藥就可以回家休息，可是現在把藥吐掉了，這個藥需要再吃一次嗎？這樣的情況可以離院嗎？還是需要留下來觀察一下再回家比較好？如果現在就回家，會不會又有什麼狀況發生？如果出問題該怎麼辦？」一連串的問題，在焦急的家屬腦海裡困惑著。

但是當家屬回過頭來，已經找不到原來那位醫護人員，於是向一位路過的護理師請教了這些問題，這名護理師不假思索，直覺反應就問：「病人叫什麼名字？這樣才有辦法找！」家屬告知病人的姓名，護理師開始用電腦查詢，但卻查不到病患的資料，家屬看護理師查不到，立刻詢問：「是不是剛才已經辦完離院手續，所以才會查不到相關的訊息？」此時，護理師語帶責備的說：「你這樣叫我怎麼查得到？」

護理師的感覺是：這位當事人沒頭沒腦的來問跟他不相干的問題，提供的訊息也不夠，而自己分內的工作都已經這麼忙了，這家屬還來增加他的工作負擔。這樣的人算不算是「奧客」？

家屬心裡想的是：我也沒有要你查什麼，是你自己要查的，我只是問你要不要再吃1顆藥，你兇什麼兇？

看在家人身體不舒服的份上，家屬還是忍下來，低聲下氣的問護理師：「我不知道你要查什麼，但是我可不可以給你病歷號碼讓你查？」護理師很兇地回應：「早給嘛！你這樣不是在拖時間嗎？」

當事人描述當時的心情：「那一剎那，我突然明白為什麼急診室會有暴力事件了，心情很焦慮的家屬遇到這種天兵護理師，當然是揮拳解決問題比較快。」

急診室裡擔心無助的家屬有許多問題，也不曉得要去問誰，遇上忙碌的護理師，衝突一觸即發，這時候，唯有訓練有素的人才能掌握全局，但那不就是護理師嗎？

問題檢討

當焦急遇上冷漠，情緒不滿瞬間爆發

這個事件的當事人，其實也是醫療人員，是位資深的物理治療師，但身為家屬的角色，思考模式還是會跟擔任醫療人員時不同，這就是我們要瞭解的重點——**當立場不同，思考與處理事情的角度就會不一樣。**這種現象，需要經過學習與訓練，才能建立出客觀的「同理心」，跳脫原先本位立場的「慣性衝突對立模式」，這也是我們為什麼必須耐心去學習這門學問的原因。

此案當事人最後並沒有去投訴，但如果是遇到修養比較差，或是有喝酒的人，可能當場就會起衝突，甚至引發暴力事件。

一般人都不喜歡當病人，或是成為病患家屬這種角色，而且也不常到醫院，要他們特別去學習「促進醫病和諧」的課程，應該意願很低。而且，那麼多院外人士，想教也教不完，最適當的，還是由護理人員這邊來學習「溝通關懷」與「衝突管理」，每天都可直接運用在工作上，妥善處理醫病之間的關係，成果最快、最有效。

畢竟醫病關係不穩定、有些不愉快的感覺，病方馬上會聯想到這個醫院有問題，要想辦法為自己和家人討回公道，進而引發各種紛爭，這都不是醫療單位所樂見的，因此，積極預防非常重要。

「專業」不只是做好技術性的工作，態度也是重要的一環。忙碌之中，要能夠控制自己的情緒，好好去對待病方，這也是專業的一部分。

Case Study 2 當醫師還狀況外？——中國代訓醫師遭暴力毆打

２０１６年3月9日早晨8點30分左右，已於3月4日出院的81歲女病人的家屬，來到心臟內科要求影印病歷。醫師告知病人家屬自己還未進行巡查病房的工作，等做完相關醫務工作後，再帶家屬至病歷室影印病歷。同時，也因為家屬未攜帶病人的身分證件，醫師依據院方相關規定告知家屬：「沒有病人本人的身分證件，就不能影印病歷。」家屬表示要先回家拿身分證，而醫師也有醫務工作未完成，所以告知家屬１２：００再來院影印病歷。

這段交談中出現了問題——此位醫師是來自其他醫院的代訓醫師，所以不知道該醫院的病歷室中午休息。所以，大約11點50分左右，醫師帶家屬前往病歷室，發現工作人員已午休，不能影印病歷，得等到下午1點30分病歷室上班。家屬立即向醫師發火，指稱醫師有意玩弄家屬。醫師向家屬說明原由，家屬仍不諒解，隨即毆打醫師一個耳光及頭部，醫師未還手也未與對方理論，立即撥打１１０報警。

到了公安局後，公安局要求先驗傷，醫師至其他醫院就診，經查為左耳輕度傳導性耳聾、腦震盪。

返回公安局後，警察表示要走正常司法途徑，司法鑑定結果需移交法院再做處理。醫師則考慮採取「調解」方式，因為若走司法途徑，時間及精神成本過高，所以選擇由警察進行調解，當日與家屬協商，想解決此次打人事件，經由雙方同意，本案以家屬賠償金錢給醫師了結此事。之後，醫生也履行了義務，為家屬影印病歷，完成工作。

然而，賠錢真的解決了所有問題嗎？

這位醫師才剛加入醫療工作，首次遇到被病人家屬毆打的狀況，事發突然，毫無心理準備，因此對身心造成了嚴重影響，不僅左耳聽力下降、頭暈；心理上也產生激烈的情緒反應。

打人者在公安局雖有口頭道歉，但態度極不誠懇，即使有賠償金，但醫師對後續處理尚提出以下要求：

要求1 打人者要有正式的書面道歉。

要求2 醫師要求在2週後做聽力測試及神經內科相關檢查，如有異常需要治療，此檢查及治療費用皆由打人者承擔。

問題檢討

不知醫院作息？病人無法理解的不專業

這個案例中，其實一開始醫病雙方關係是不錯的，醫師想幫病人家屬，而家屬對醫師的指示也是言聽計從。癥結點出在「外院的代訓醫師不熟悉該醫院制度」，因無心之過引爆衝突。

雖然是中國大陸的案例，但是類似案件在世界各國醫療院所其實都很常見。從這個案例可以知道醫院內部的醫護人員，以及其他外調工作人員之間的溝通協調非常重要，內部作業不熟悉的話，很容易就會產生這種問題。

另外像是病人來醫院辦事情，你跟他說這不歸你管，應該要去某個單位，結果去那個單位又說不是他們負責的，應該要去另一個單位，這樣1次、2次，病人一定會很生氣。

以病人的角度來看，醫院內的醫護人員應該都很熟悉院內的作業與規定。但是，醫院裡面卻常常因為溝通協調不足，同事間彼此都不夠熟悉，各個部門只管自己的事情，分內的工作都忙不完了，哪有餘力去管其他部門，所以，當知道某件事情不是自己部門的工作時，就會直接跟病人表示此處並非負責單位，請病人到別的部門去，這種態度都是以自己為中心的心態。

雖然是因為忙碌的關係，可是醫療工作人命關天，分秒必爭，冷漠以待的後果將十分嚴重。病人提出問題，若醫護人員沒有耐心對病人解說，或吝於舉手之勞幫忙聯繫的話，會讓病人覺得被當「人球」一樣的丟來丟去，不滿的能量將會持續累積，等累積到一定程度，情緒炸彈的威力，不曉得會比剛開始多上幾十倍，之後在某個地方引爆，這一爆炸就一發不可收拾，這樣的問題絕對不可等閒視之！

目前追查各種醫療安全事故的共同原因，發現其中高達2/3的醫療糾紛案例都與「溝通」問題有關，大家務必加以重視和學習。

Case Study 3 承諾跳票——說好的「特殊分藥」呢？

這事件發生在台灣某間醫院，該醫院某日晚間傳出醫療暴力，一名男性病患家屬疑似不滿等待領藥的時間太久，對男性藥師破口大罵，並狠甩巴掌，被移送法辦後不但毫無悔意，反而在其臉書指責該藥師態度惡劣，只是給他輕輕一巴掌，自己可不是第一天出社會，不怕被移送法辦。

在溝通關懷基礎課程中，曾有一位藥師學員來參加。按平常一般的想法，藥局好像沒有什麼特別會跟病人起衝突的地方。不過，從該藥師學員的分享才知道，藥局是病人離開醫院的最後一關，在來領藥之前，不知已在醫院哪些關卡受了一堆氣無處發洩。如果到藥局領藥時，又有一點小小的摩擦，不管是如何的芝麻小事，最後都會全部爆發出來，而且通常是非常激烈的。因此，不要忽略藥師同樣是第一線醫療人員，與病患發生衝突的情況也可能層出不窮。

問題檢討

加強弱勢關懷，服務換手需明確交辦

固然施暴者必須要為他脫序的行為付出法律代價，但這個事件為我們帶來許多省思，施暴者宣稱：「因父親行動不便，有要求特別的分藥方式。但藥劑師說處方箋上沒有註明，所以沒有特別作處理。」再加上等待領藥的時間較久，引發施暴者不滿，彼此發生言語上的衝突，進而引發暴力事件。

省思1 施暴者或許會有一些藉口用來推卸責任，但是如果真有其事，醫師或是其他醫院工作人員承諾配合他的「特殊分藥方式」，但卻沒有將這個訊息傳達給後續接手的藥事人員，以致最後發生這個衝突事件，也必須要討論。

省思2 我們並不是要去怪罪之前那位醫師或藥師，而是整個系統流程必須要重新檢視，看看是不是有什麼機制需要改善，往後可以避免類似的情況再度發生。

省思3 病人家屬動手施暴之前曾大聲咆哮，保全為何沒有及早介入？再者，當時藥劑師面對情緒激動的家屬，是否因為教育訓練不足，而沒有危機意識？居然沒有閃避，或做一些自我保護的動作。

以上幾點，都是本案件值得好好檢討的問題。

二、遇到「難處理」的病人，該如何思考

對醫療人員施暴，法律上有一些懲罰規定。但是法律上只能做事後的補救，傷害卻已經造成，因此，「事前的防範」應該要更積極大力的加強。

① 有些危急情況，不能只靠法律保護

自2014年起，醫療法24條及106條修正公布，脅迫醫療人員的行為，已改為刑法上非告訴乃論之罪。然而，2年多來，醫療暴力事件並沒有減少，除了主管機關執行不力，「奧客」若真要鬧事打人，也不會考慮這些法律上的問題。所以，醫療人員本身要積極學習「溝通關懷」的教育，保護自己也保護同僚。尤其醫院高層要有此認知和具體做法，不能放任第一線人員暴露在危險的工作環境中。

假設一種狀況，失智老人要抽血檢查時躁動不肯配合，醫療人員試圖安撫卻被他攻擊，應該不會有人認定他是「奧客」，因為他失智。失智並非自己願意選擇的，法律上確實有這些考量和規範。失智病人在意識不清下做了一些不當的言行舉動，社會大眾也都能體諒他是因為生病，不

由自主，所以，醫護人員要更小心作自我保護。

法令事典　精神行為能力認定

刑法第19條第1項：行為時因精神障礙或其他心智缺陷，致不能辨識其行為違法，或欠缺依其辨識而行為之能力者，不罰。

②違法事後懲議，醉漢、毒蟲醫院得先挺住

同樣和失智攻擊都是暴力行為，酒醉打人為什麼沒辦法原諒？他也是意識不清，當時失去控制。差別在於因為是他自己選擇要喝酒，法律上有個名詞叫做「原因自由行為」，當事人自己選擇喝酒而喝醉了，就要為自己的行為負責，不能推託當時喝醉了不曉得發生什麼事，仍然必須負法律上的責任。

具體而言，當對方行為違法時，雖然是處於心神喪失或精神耗弱、欠缺完整責任能力的精神狀態，但並不是因為他本來就有精神疾病或其他心智缺陷，而是他自己放任、不自我控制造成，

那他所應該負的責任，就與平常具有完全能力時相同。雖有法律保障，但畢竟是事後懲議，身處一線的醫護人員必須先學習自我保護，建立即時快速的警力支援系統。

三、分清楚真奧客與假奧客

到底什麼是「奧客」？或許每個人都有不同的認定。簡單分類，有一種人我們將之歸類為「真奧客」，他原本就來意不善，就是想來鬧事，且抱持著特定的目的而來，無論是金錢或是其他的好處，他的本意如此，只是藉題發揮。如果遇到這類「真奧客」，絕對要依法行事，該報警處理或需要法律介入時要果斷。正確的做法，第一是要保護自己的人身安全，再來就是要想辦法將之繩之以法！

但是，所有去投訴或跟醫療人員起紛爭的病人或家屬，都是這類「真奧客」嗎？如果能將一些並非「真奧客」找出來，細心關懷，好好溝通，那真是功德圓滿。若把所有的投訴者都當成「奧客」，不僅錯失了醫療人員檢討的機會，原本有些不是奧客卻被誤解、被惹毛了，就會變成真的奧客，甚至不肯善罷干休。

所以，推動溝通關懷積極的做法，是要先會分辨誰是「假奧客」，瞭解他的本意並非鬧事，像案例1的那位家屬為物理治療師，雖然他心中有所不滿，但沒有失控的反應，院方應該好好的與他溝通；萬一換成是不理性的人，同樣那種情況就可能會向院方投訴，或者找上民代和記者，甚至當場發生暴力事件。

((Note))

坦誠相對，有錯則改，
沒有錯一定要勇於說不。

1 為情抓狂、為錢鬧場？釐清病人真正來意

「真奧客」來意不善，擺明就是來醫院鬧事索錢，吵鬧的程度必定非常厲害，沒達到其目的便不會善罷干休。應對的方式，就是醫院一定要及早設立一套因應機制，必要時，聯合院內、院外人力資源共同防範和處理。然而，有些病人和家屬本來沒有惡意，只是因為發生一些摩擦而不高興，提出一些意見反應，卻沒有得到醫院妥善的處理，情緒因而變得更糟糕。像這種吵鬧程度通常不是很厲害，可藉由「衝突管理」中溝通關懷的做法給予尊重、聽他抱怨和訴說，找到問題、

排解問題，糾紛就會得到解決。

但如果吵鬧到一定的程度以上，就要有另外的思考和策略：如果跟他硬碰硬，恐怕會招致更大的反彈，此時要先想辦法避開，給他時間和機會冷靜下來。因為，人在氣頭上是沒有辦法講道理的，經過一段時間的沉澱，再啟動後續的機制來溝通比較適當。

②哪些人要採取「約束保護」

至於那些因為疾病或酒醉失去自主意識的人，要用「約束保護」的方法，讓他不會去傷害別人。這需要投入許多人力、物力，要花的成本很高，而且平常就要準備妥當，在發生狀況時才能及時支援。

長期建置溝通關懷相關的人、事、物，這些資源都會反映在醫療成本上，然而，現今的健保給付並沒有考慮到這部分，醫院怎麼可能會有多餘的經費呢？除非是由政府出面，提出相關政策配合財源來做推廣，否則這個問題很難解決。

在醫療領域中，所有的從業人員都是生命共同體，而且不同院所間也會互相影響。病方若曾在某院有不愉快的就醫經驗，會讓他認為醫療人員都是同一個樣子，到了另一家醫院，若稍有不滿意，怨氣就會繼續累積甚至爆發。

醫療人員學習「溝通關懷」與「衝突管理」，不但能幫助自己，也可以幫助同僚，並且能夠更專業的來協助病人跟家屬。大家齊心突破醫療困境，才能共創安全、安心的醫療環境。

四、當醫事人員遇到醫療暴力時

依據衛生福利部的統計資料顯示：2009～2013年間，所屬醫院共計發生1294件醫院暴力事件，包括肢體暴力788件、言語暴力309件、性騷擾27件、其他170件；2014年國內醫院通報醫療暴力事件共207件；2015年共通報214件醫療暴力事件。其中遭罰的分別為2014年6件，2015年36件，平均每件開罰約3萬元。

從上述資料可見，醫療暴力事件已成為傷害臺灣醫療環境的一大問題，不僅危及就醫民眾與醫事人員的安全，並導致醫事人員無法安心執業，或不願投入急診等醫療暴力高風險科別，間接影響了整體的醫療品質。

對於醫療暴力事件應如何處置與應變，以下分別針對「醫事人員」及「醫療機構」兩部分加以討論。

①刑事、民事程序對醫護人員的保護

在執行醫療業務的過程中，遇到醫療暴力時，不論是言語或肢體暴力，均應主動或由旁人立即報警處理。如果因此而受傷害，務必至醫院驗傷，並開立診斷書。

在暴力衝突當下，不建議醫事人員與加害人正面衝突，例如嘗試奪下攻擊武器，或意圖制伏加害人等動作。根據實務判決發現，加害人多數是對醫事人員拳打腳踢，但還有可能以椅子、剪刀、酒瓶或水果刀等物品作為攻擊武器，如果當下衝突處理不當，反而可能使自身受到嚴重傷害，甚至影響未來職業生涯。

建議的做法是避免與其正面衝突，並盡量快速的移動至公共空間，當公共空間有其他人在場時，一方面或許可以使加害人心生膽怯，不敢再行施暴；另一方面，現場有其他目擊證人及監視器錄影，均可做為未來訴訟上之證據。

當警察到場處理後，醫事人員如果需至警局製作筆錄，除了請求依醫療法第106條「妨害醫療罪」追訴犯罪外，並應視當時衝突情況，對加害人提出傷害或公然侮辱等告訴，此為避免妨害醫療罪不成立時，卻又因為逾越告訴期限，造成無法提出傷害等告訴。

除了刑事程序的進行，亦能提出民事訴訟，請求損害賠償。時機點可在刑事偵查終結起訴後，案件繫屬於第一審地方法院時，提起刑事附帶民事訴訟；或是另外單獨在民事法院提起民事訴訟。

在訴訟進行的過程中，「是否選擇與加害人達成和解」亦為可考慮的選項，此做法能節省進行民事訴訟之時間。

法令事典

醫療暴力懲處罰則

有鑑於醫療暴力事件層出不窮，2014年及2017年5月10日修正公布醫療法第106條，該條規定：「違反第24條第2項規定者，處新臺幣3萬元以上5萬元以下罰鍰。如觸犯刑事責任者，應移送司法機關辦理。毀損醫療機構或其他相類場所內關於保護生命之設備，致生危險於他人之生命、身體或健康者，處3年以下有期徒刑、拘役或新臺幣30萬元以下罰金。對於醫事人員或緊急醫療救護人員以強暴、脅迫、恐嚇或其他非法之方法，妨害其執行醫療或救護業務者，處3年以下有期徒刑，得併科新臺幣30萬元以下罰金。犯前項之罪，因而致醫事人員或緊急醫療救護人員於死者，處無期徒刑或7年以上有期徒刑；致重傷者，處3年以上10年以下有期徒刑。」

本條為非告訴乃論之罪，即不須告訴權人或被害人即可提出告訴，當檢察官知悉有相關犯罪事實時，可立即主動針對犯罪進行偵查。

2 醫院的防範措施與再教育

醫療暴力不僅嚴重危害醫事人員的人身安全，造成莫大的心理壓力，同時也會影響其他病人的就醫權利。因此，除了對於加害人事後的刑事追訴外，更重要的是，醫療機構應思考如何在事前預防醫療暴力事件的發生，確保醫療場所安全無虞。第一是教育訓練的落實，以及建立危機意識，加強醫事人員對醫療暴力的應變敏銳度與處置技巧。

此外，衛生福利部在2011年研議「強化醫院急診室之安全防暴措施」，包括急診室之門禁管制、裝設警民連線電話、配置24小時保全人員、張貼反暴力之海報，以及獨立區隔診療區與候診區，近年亦制訂「急診室滋擾醫療機構秩序或妨礙醫療業務案件通報與處置標準流程」與「危害醫院急診醫療安全之應變流程指引」，即是藉由建立相關制度，確保醫療機構能在第一時間依循流程指引，做出適切的應變，避免損害擴大。

目前台北地檢署已積極與警方及醫師公會合作，加強確保醫療場所安全，值得肯定。

若不幸仍發生醫療暴力事件時，醫療機構應給予受害醫事人員關懷及心理支持，並協助其保全證據。另外，在偵查或訴訟過程中，應持續提供醫事人員必要的法律協助，理由在於案件進行需耗費相當時間，且在處理過程中可能仍需與加害人見面，例如出席開庭或調停和解，若在後續過程中，僅僅是由當事人自己面對醫療暴力案件，其實心理壓力相當大。因此，醫療機構應提供必要的法律協助，陪同受害人堅強面對，做為醫事人員最實質有力的後盾。

法令事典

確保醫療機構人員安全條例

2014年初及2017年5月10日修正公布醫療法第24條，該條規定：「醫療機構應保持環境整潔、秩序安寧，不得妨礙公共衛生及安全。為保障就醫安全，任何人不得以強暴、脅迫、恐嚇、公然侮辱或其他非法之方法，妨礙醫療業務之執行。醫療機構應採必要措施，以確保醫事人員執行醫療業務時之安全。違反第2項規定者，警察機關應排除或制止之；如涉及刑事責任者，應移送司法機關偵辦。中央主管機關應建立通報機制，定期公告醫療機構受有第2項情事之內容及最終結果。」

本條第3項，即明定醫療機構有義務確保醫事人員在執行醫療業務時之安全。

五、病人投訴抱怨的原因

病人會投訴抱怨的起因，可以用「NBC」這個理念清楚的說明：

① 框出具體事件

所謂NBC中的N，就是Naming，指的是「舉名」或「指出」。我們用打針這個事情來解釋：「舉名」就是當被人打針打到漏針，手在痛的時候，感覺到痛苦或是感到受傷，這就是Naming，也就是開始感覺「有一件不高興、不舒服的事情」出現，這就是一開始的Naming。

② 找尋責怪對象

第2個階段，就會Blaming，也就是「指責」。因為痛苦造成不高興，因此想要找到「是誰造成我的痛苦？」「是誰該被責怪？」就是因為有人幫我打漏針，是他打漏針這件事情造成我的不舒服。

對於此事，病方內心可能的解釋包括我的血管不好打、我的身體情況不是很好，或是這個血管很難打，所以會打漏針，這是一種解釋的方法；另外一種解釋方法是打針的人根本就心不在焉，他還在跟別人講電話，這樣打針一定會打歪掉，何況我的血管這麼好打，一切都是他的錯。也就是說，「指責」會因為不同的解釋，而有不同的責怪對象。

③ 提出申訴討公道

第3階段是申訴，就是Claiming。有時候責怪怨懟的情況較為激烈，就容易發生申訴或提起訴訟的嚴重後果。如果當事人能自我釋懷或同理對方，或是溝通關懷的行動及早介入，就不會演變到申訴的階段。現今糾紛問題一旦申訴，可能就非同小可，手段和方式都比以前更劇烈。

利用NBC這個模式，我們回頭來看整體的醫療環境，為什麼有這麼多醫療糾紛，就是在「Blaming」這個階段出了問題。在2005年JAMA美國醫學會雜誌就有一篇文章，標題是「誰來幫我們孫子接生」，內容講了一句很經典的話：「從來沒有一個時代像現在生小孩這麼安全，但是也沒有一個時代像現在當產科醫師這麼危險。」因為動不動就會被告。

不僅美國，我們剛剛提到日本的情形也是如此，東京地院醫療訴訟和解金超過1億的都是產科。現代人的觀念，生小孩是100%安全的，而且一定是生出健健康康的寶寶，這個社會認知架構已經定型了，很難改變，所以一旦出了任何一點問題，第一個想法就是「一定是醫院或醫生做錯了什麼」，才會生了這樣一個小孩。面對痛苦的結果，就會造成當事人想要找人去責怪。

以前為什麼醫療糾紛那麼少？以前的醫學水準那麼不發達，大家生小孩可能存活率很低，所以出現問題的時候，大家的想法是「醫生已經盡力了，這也是沒有辦法的事，是老天的旨意。」當時大部份的人會這樣想；但是現在的人絕對不會這樣想，這就是時代環境改變了，造成整個 Blaming 完全不一樣。

雖然社會認知沒有辦法輕易改變，但是人具有理性，對當事人來說，如果好好去瞭解他的背景和故事，讓他能夠慢慢地去接受現實發生的事，他仍然有機會可以放下心結；可是，如果沒有好好溝通處理的話，這種對立、紛爭永遠無解，即使賠償他再多的錢，他還是會覺得很不滿，他心中還是有很多的「為什麼？」他內心還是沒有答案：「為什麼會生到這樣一個小孩？」

對於一般人來說，一個人困在自己的認知框架中，其實是找不到答案的，因此，受過專業訓練的溝通關懷員，要從對方心裡的認知框架、敘事說明進行整體引導，才有辦法改變他的認知，也才是真正的解決問題。

六、聽懂 OS，病人與家屬真正要的是什麼

常常聽到很多醫療人員語帶抱怨，認為病人把醫療當成服務業，要求態度、效率、價格與成

效，認為病患與家屬就是想來醫院花少少的錢，得到超值的照顧與對待，以致於台灣的社會風氣中醫療人員弱勢而無力。

其實，導致醫療專業如此走樣和弱勢，最重要的因素有2項：

① 政策偏差、民眾權益兩頭燒

全民健保政策失真

廉價的醫療消費，以及看病的便利，養成了目前民眾頻繁看診、擠向大醫院的就醫行為與習慣，也失去了對醫療專業的珍惜與尊重。

病人自主意識抬頭

病人權益受到強調，醫療相關資訊取得容易，形成大眾質疑和挑戰醫療專業的意識，並且誤解「權益」的意義，不管任何病況都要求要有良好的治療結果。

②杏林春還暖嗎？曾經醫師像神，護士是天使

醫療人員在前述2項因素的夾攻壓力下，身心俱疲，每天戰戰競競，不敢一刻鬆懈，相對之下，所得到的生活品質與報酬卻不成比例，因此，投入醫護行列的新生代自然縮減，這樣的惡性循環，使得醫療環境加速崩壞。

但是，病人的要求與行為，真的是這樣嚴峻無理嗎？如果仔細分析「病人到醫院到底是希望得到什麼」，從中找出一些不同的思考方向，或許可以讓醫護人員在面對病人時，不只是看診治病而已，同時還能創造彼此互相尊重、關懷的氛圍，減輕病患的焦慮無助，這麼做，同時也能解除醫護人員自己身心俱疲的狀況。

Case Study 4 遠醫不如近親——病情細節，親友比醫師更知道

此案例為王明鉅醫師在《翻轉醫療》中的病例。一名研究生夜晚因全身紅疹而到醫院掛急診，在負責處理的醫生診斷為麻疹，並告知患者：「你發燒後疹子開始退了，沒有併發肺炎的跡象，在醫院待2個小時觀察，確認沒有併發症後，就可以先回家休息，也不必吃藥。」而病患的女朋友

在一旁陪伴，她跟醫生說覺得病人狀況怪怪的，要醫生再詳細檢查，看是不是在醫院待久一點，不能就這樣回去。

後來醫生安排做常用神經學檢查，來看看病人神經方面的功能，病人完全答對沒有問題，醫生再細問人、事、時、地、物等，也都正常。雖然病患的女朋友仍不滿意，認為男友「怪怪的」，但既然檢查沒有問題，只好遵照指示離開急診。

病人回到家後依然不舒服，又去第2家醫院掛急診。一開始也看不出什麼問題，只好安排抽血、照X光等檢查，結果在前往抽血途中病人暈倒了，後來發現病人的確是麻疹，但他有另一個比較罕見的併發症為「腦脊髓炎」，大約只有1／1000以下的發生機率。

問題檢討

醫生非萬能全知，應鼓勵家屬提供病情資訊

針對這個例子，《翻轉醫療》書中提出一個重點——**醫護人員與病患的接觸和瞭解，往往比不上跟病患朝夕相處的親友。**像是這樣的細微症狀，反而是親友比較能準確觀察到。不過，對這案例更深入的思考，難道病患女朋友對醫師診察結論的質疑，

是抱著想要告醫師一狀的心態在詢問嗎？還是單純想幫助她的男朋友病情好轉？

從現場狀況來看，這個女朋友是想提供病情資訊，但是卻表達的不夠明確，如果能更精準的提出日常觀察到的症狀和線索給急診醫師，也許在第一家醫院就能先行確認出狀況。

重新回到「病人在想什麼」這個議題上，病人與其親友通常只是想要健康的生活，若生病則希望痊癒，若有生命危險時就希望能活下去。因為這些原因，病患外在的行為都表示信任醫師，希望醫師能夠幫助他解除病痛，也想與醫護人員合作，完成所有診查的過程。

反之，若不是這樣想的話，在不信任醫護人員的情況之下，又怎麼可能按照指示把性命交付出去？若是不與醫護人員合作，又怎可能配合療程。所以，病患和親友來求助時，絕大多數都是為了來與醫護人員合作，盡力配合以達到自己的願望，這一點無庸置疑。

七、你不懂我的明白！認知框架分歧導致敵對衝突

醫病之間的衝突，最重要的起因就是「認知框架」不同。認知框架，其實就是每個人都有每個人看世界的方式，雖然，我們大家看似都生活在同一個世界裡，事實上卻因為生長背景和個人特質不同，認知框架有很多不一樣之處。

①行話，是外行人的屏障

我們活在同樣一個時間與空間，如果很多的觀念都是一樣的，這叫做「默契」，舉例來講，2個醫療專業者因為醫學背景讓彼此有默契，在談論醫療的時候非常的平順，沒有什麼隔閡；可是一旦跟不是醫療專業者講話時，就會覺得有點不順暢，怎麼講都怪怪的說不上來。最常發生的，就是很多醫師跟病人解釋病情的時候，醫師會覺得：「我講得很清楚，講了這麼多遍了，為什麼你還是聽不懂？」這就是因為病人的認知框架和醫師完全不一樣，病人的背景無法想像醫師的認知世界，反過來亦是這樣，所以，雙方完全無法理解對方的世界是什麼樣子。

甚至，有些人的認知世界等於是他的唯一，舉例來說，一位母親如果就只有1個小孩，她覺

得她的小孩將來一定會長大成人，會做很多事情、很成功等等，這是她的世界，她的認知框架就是這樣子。一旦不幸的事件發生，她的小孩殘障或是死亡，她的認知框架這一部分就會完全瓦解，她的世界也跟著瓦解了！

一個人的世界瓦解，是非常痛苦的事。相對的，也要瞭解在醫方這邊，一旦他的病人發生事情的時候，他的這一部分世界也會瓦解，他也是非常痛苦的，因為沒有一個醫生會希望他的病人有不好的結果，所以，他的認知框架原本也覺得只要我繼續努力的做，就一定沒有問題。可是，偏偏就是可能會出現意想不到的問題，所以很多的糾紛，常常發生在「沒有人犯錯，可是問題卻那麼大」的情況中，大家都感到痛苦，這就是認知框架所造成的問題。

② 解讀他人，要先備妥同理心

人與人之間如果彼此有默契的話，談起話來就會比較順暢，如果互相有共同的背景，大家談起來就會聊得很開心。相對的，這也說明了這個世界沒有一個共同的真相，雖然所有的事物在眼前，但我們接收的時候，是經過各別解讀和認知的，這個解讀方式，就跟你的成長或學業背景有關係，所以同樣一件事情，每個人的解讀並不一樣。如果能認知這一點，把「溝通關懷」納入醫療專業領域，讓醫護人員理解、接納病人和家屬與自己的不同，先放下自己的認知，自然作出符合病人立場的同理心轉換，醫療服務或溝通的過程中，就會比較能瞭解病人到底需要的是什麼，糾紛衝突自然就不容易發生。

不可否認，有時確實有居心不良的人會出現，這時仍然是需要藉助同理心，先以多數正常病方的立場去反推，分析觀察他有哪些表現有違病方的常理，並找出蛛絲馬跡，才能確定究竟只是認知框架的溝通問題，還是對方真的不懷好意。

((Note))

先確認、釐清問題，再決定下一步。

八、會投訴的病人，真的都不懷好意嗎？

大家對於用錢解決問題的觀念，可能都來自於法律層面，「有損害就要賠償，賠償就是以金錢來計算」這樣的概念下，只要病人一投訴，大家直覺就是「要錢」。美國有一項調查指出：有

9成的醫師都認為投訴的病方是要錢，只有1成的醫師認為不是。這種想法，其實是長期以來先入為主的誤解。

以實際醫糾案例仔細研究分析，可明顯看出並不是所有的醫療訴訟都是為了要錢。對病方而言，恢復健康才是目的，錢往往不是最重要的訴求。那些真正一開始就要錢的，只占18%，其中錢是唯一要求的占6%，不到1成。在台灣的情況也是如此，只是一直沒有相關的研究資料好好去分析探究，以至於醫方對於病人的抱怨和投訴，直覺上都抱持著對立、防禦的心態。

((Note))

會投訴的病人並非都是要錢，錢不是萬能的，但有時候沒有錢也不行，動機和因果必須要釐清。

Part 2

溝通關懷技能，
台灣與國際應用現況

第一時間的反應，決定糾紛衝突的發展結果

第三章　同理心，拯救醫病惡化的良方

☺健保制度，真的救了許多人嗎？

全民健保實施已經屆滿20年，台灣醫療有許多措施堪稱世界之最，也讓許多國家仿效，想跟台灣學習。健保制度確實有其好處，特別是拯救了很多的民眾，但整體而言，也要考慮這是犧牲了多少醫護人員所換來的成果。

一、台灣健保制度出了什麼問題

台大醫院前副院長王明鉅醫師所著《翻轉醫療》一書中，精闢的說明了健保制度的缺失，其中王教授指出台灣醫病關係會走到如此嚴峻的地步，主要原因有2項：

① 就醫制度，讓傷病塞爆大醫院

這是將醫師推入火坑的元凶。就醫太過方便且廉價，缺乏控管機制，導致病人不斷湧向大醫院，病人與家屬因為病況緊急而焦慮，醫護人員處理的病患人數又多，雙方情緒都很緊繃的情況下，只要醫療結果不如預期，醫病雙方就會因為一些小摩擦與溝通誤解而產生糾紛。

② 醫院成本高，縮編人力品質變調

醫院控管及政策走向導致了後續的偏差，包括健保給付過低，醫院只好設法降低成本，部分醫療人員因而離開職場，人力缺乏的情況下，留下來的醫護人員負荷加重，醫療品質當然無法維持。加上缺乏宏觀和長期的有效政策，如此的惡性循環下去，終究導致醫療糾紛叢生。

二、當前醫療環境的最大困難

為醫療環境找出一條安心、安全的路，不僅是台灣，也是全世界迫切需要解決的問題。現今台灣的醫療環境中，醫護人員心力交瘁與醫療暴力如此嚴重，還有醫護人員願意留在職場上，不

管是出於自願，或是無奈的繼續努力，這些人都亟需受到保護。另外，要想招募未來的醫護新進人員，讓醫療新血不要斷層，同樣需要面對如何提供安全、合理的職場環境這一個課題。

① 醫護人員心力交瘁

世界各國醫療環境中，醫護人員感到身心俱疲的問題皆日趨嚴重。在2015年亞洲國際病人安全與醫療品質會議中，已經提出「有身心健康快樂的醫護人員，才有健康的醫療與病人」這樣的新目標。為了打造這樣的環境，各國紛紛提出了因應政策，例如在醫事人員的咖啡茶水休息區，設置一個可以投入心情和意見的罐子，來偵測醫事人員每天的快樂度，以便及早對心力交瘁的現象作出因應。

台灣也不例外，例如近期的關懷小組成立，以及醫策會於2010年開始的關懷醫事人員6年計畫之團隊資源管理（Team resource management，TRM），都是往這樣的方向邁進，可惜的是成果不甚理想。問題出在空有好的想法，卻沒有好的方法，以至於雖然努力嘗試做，卻往往不到位，或僅限於某些單位而已。會導致如此的結果，並非單一因素造成，而是政策、制度、教育、實務應用技巧等，非常多元且複雜的因素所導致。

②暴力、官司告不停

另外一個讓醫事人員群起憤恨、深惡痛絕的是醫療暴力問題，有人統稱這種來鬧事的病人或家屬為「奧客」。醫療暴力問題與心力交瘁問題一樣，是由多樣化的複雜因素所導致的，除了一般常發生「被喬掉」沒有嚴懲的案件之外，還有其他必須深入探討改進的地方。

這裡先討論醫療暴力未被嚴懲的一般因素。通常醫療暴力發生後，遏阻的方式有2種：包括「行政裁罰」與「刑事告訴判刑」。國內醫院暴力行為實際遭裁罰的比例嚴重偏低，以大醫院聚集、桃園未升格前的「五都」為例：2009～2014年雖累計通報421件醫院暴力事件，卻只有15件施暴者被罰，裁罰率不到4％（參見圖一）；刑事告訴方面，2014年修法以前為告訴乃論之罪，提出告訴的比率跟行政裁罰率一樣非常低，告訴後被關切或和解而撤告的也很多，這就是所謂的「被喬掉了」。

2014年修法後，妨害醫療改為非告訴乃論之罪，整體成效雖有待觀察，但2017年

5月另增訂醫療法第24條第5項：中央主管機關應建立通報機制，定期公告醫療機構受有妨害醫療情事之內容及最終結果。裁罰數已有大幅增加之趨勢（參見表一）

而「告訴乃論」與「非告訴乃論」，提起告訴的不同之處在於以下差別：

◆告訴乃論——只有被害人或其他告訴權人提出告訴後，經檢察官偵查終結後才能提起公訴；若無提出告訴，則檢察官無法提起公訴。

◆非告訴乃論——所有人都可以告發，一經告發，檢察官應即受理，檢察官也可以主動偵查，無須經告訴權人提出告訴即可提起公訴。至於其他因素，則待後面再深入討論。

三、溝通關懷3大基本理念

我們自日本學習並引進的醫院內調解做法，又稱為「促進溝通調解」或「溝通關懷」，主要著重醫事人員心態上的調整，並對醫療糾紛從預防到關係的修復皆完整含括。這樣的理念與實務在日本有很好的成效，已經廣為各界所肯定，基本方法包括「衝突管理」、「敘事著手」與「永遠關懷」3大核心理念。這裡先分別說明其各別概念，等深入理解後，就能發現這3者相輔相成，

醫療法裁處落實

- 2011 年 5 月前急診室暴力案件以醫療法 106 條裁罰者僅 2 件，經要求落實裁處後，3 年內新增裁罰案 21 件，統計迄今裁罰案件已累積至 23 件，相信透過法規之嚴格執行，能對急診暴力收風行草偃之效。

台灣六都2009年－2014年醫院急診暴力暨裁罰數

縣市	急診暴力數	裁罰數
台北市	108	4
新北市	6	2
桃園縣	26	7
台中市	114	0
台南市	78	0
高雄市	89	2
合計	421	15

資料來源衛福部

圖一：2009 年至 2014 年六都急診暴力通報數及裁罰數

衛福部醫療司資料

年	通報	裁罰
2012	243	1
2013	231	18
2014	207	16
2015	214	36

表一：2012 年至 2015 年急診暴力通報數及裁罰數

並非截然不相關的課題：

①衝突管理——自我內心與人際間的和諧

衝突管理，是對於醫療環境中各種衝突的妥善處理方法。衝突無所不在，包括「自我內心的衝突」及「人與人之間的衝突」。只要是人，衝突的初步反應大致相同，都是先判斷有沒有立即威脅，如果有立即威脅，就會決定是「要打」或「要逃」；若沒有立即威脅，則會採取合理化的解釋來讓自己釋懷。

我們是「同一國」的嗎？

所謂「合理化」的解釋，先是把對方分類：若跟我是「同一國」的人，就會為他找理由，並且接受他的語言或行為；若覺得跟自己不是同一國的人，一方面會妖魔化對方，將對方想像成「加害人」，覺得他很差勁；另一方面，也為自己的行為或心態找到合理的基礎，將自己想像為「受害人」。

這也是「敘事正義」所告訴我們的人性本能，同時，人在這個初階反應的心態，會認為「衝突」是不好的，是不理性、不合群的，所以盡量要容忍，也要早早結束，盡量不要讓別人知道。

✲情緒原始腦▸▸▸打或跑

會有「妖魔化」與「合理化」的反應，基本上是我們腦生理的運作。大腦中2個重要的區域，分別是「杏仁核」與「新皮質」：杏仁核屬於邊緣系統，是原始大腦的一部分，也是掌控情緒的初級區域，人在面對事情時，第一時間就會產生反應，如喜、怒、哀、樂等情緒。當我們面臨新的事件時，杏仁核會第一個接收到，如果是對自己不利，就會即刻發出訊息，讓身體付出行動，視狀況準備戰鬥或是逃離危險的地方，這就是所謂的「打或跑反應」（fight or flight），也稱為「惑」（FOR,fight or run）。

✲思考的新皮質▸▸▸理性找方法

人是哺乳類動物，大腦新皮質又稱為「思考的大腦」，是專門處理「理性」的事物。「思考的大腦」與「情緒的大腦」兩者有互動關係，使得恐懼、害怕、悲傷、憤怒以及高興等基本情緒，能發展出更進一步的表達方式。

面對衝突，要當下立即處理得體、應對合宜，原本就不是一件容易的事。當衝突發生時，人的情緒率先反應，不悅或害怕的心理油然而生。一旦出現與自己預期的不一樣時，第一個反應必然是不高興，這時不管對方是誰，有些人會直接不分青紅皂白地破口大罵、惡言相向，甚至大打出手，目的都是力爭自己的想法，想讓對方接受或屈服；有些人則是生悶氣、板起臉孔不回應，或以受害人自居，扮演自己受到了非常不平等的對待，以便將對方說的像十惡不赦的惡魔加害者一樣。

這些反應，都是人為了力爭自己的立場所做出的自然反應，如果沒有達到這樣的效果，會更加挫折與憤怒，可能會用更極端的手段來捍衛與防禦。因此，這時刻一定是語氣強烈，讓人不堪入耳，覺得是莫名其妙的被挑剔找碴。

一般在這樣的情況下，另一方自然也會相對地作出反擊與激烈的反應，然而，如果學過「衝突管理」，心中有了這樣的概念，就有機會冷靜緩和的將局勢轉換為理性思考：「有什麼事讓他（或自己）這麼不高興？」如此，整個事件的處理方式和結果，可能就會有截然不同的轉折。

衝突其實也是契機

「衝突」兩個字總是讓人害怕，但幾乎所有的衝突，都是因為第一時間沒有做出適當的應對。

只要我們能夠瞭解衝突的起因，先做好自己內在的「衝突管理」，不僅能夠大幅的減少衝突發生，即使衝突依然發生時，解決起來也會變得比較簡單平順。

而且，衝突帶給我們的不僅僅只是認知上的分歧、對立或是矛盾，也包含了非常強烈的主觀要素，即使能在當下適切的應付了衝突，但後續還是必須持續不斷的練習與反思，才能更得心應手，有能力找出細微不易察覺的問題根源。

另一方面，當衝突發生時，除了要降低彼此的對立與分歧外，衝突中所發出的訊息，也隱藏著解決問題的線索，若能如同玩益智遊戲《威利在哪裡》那種自發性的細膩、找尋蛛絲馬跡，必能如願發現打開對方心結的鑰匙。

因此，若能真正瞭解衝突所帶來的意義，衝突就是轉機，也是契機。能先有這種認知，我們將更有勇氣去面對衝突的時刻。

當對方一直來找人對話、向人抱怨，也許有人就會覺得對方是來找碴或是折磨人的，覺得很煩、很想快快結束這樣的對話，希望對方不要再來。不過，用另一個角度來想，對方也許是要告訴我們什麼？是希望提供我們寶貴的意見，讓我們有改進的空間。如果我們回應處理得宜，這也許將是我們畢生的貴人與良機。

正反兩極之間，還有許多可能

衝突管理是希望突破人的原始心態及反應，以期提升到下一個階段，不再只有單純的「打或逃」這種本能選項，要能跳脫出單細胞生物的兩極化平面式思考。這也是後現代主義所擷櫫的「在正反兩極之間存在許多情況。」世界上很多事情，並不是非黑即白如此單純的。

衝突管理能力的提升，可以分為3個階段：

- 第1階段——不再認為衝突是不好的，至少要消極的接受它。
- 第2階段——認為衝突是好的事情，積極面對它，把危機視為轉機，歡迎衝突，甚至感謝找麻煩的人。
- 第3階段——要適度製造衝突，激盪溝通和意見整合之能力，讓所在的團體更加改善進步，不會死於安逸。

從「原始反射」進化到「理智慣性」

學習衝突管理，可以說是違背正常反應的學習歷程，需要常常動腦筋，把持住自己不加思索、直接原始衝動下的行動，仔細思考評估過後，可以行動時再行動。不過，這樣看似簡單的過程，必須要經過長時間的訓練，才能表現得宜、應對自如，如果沒有不斷的訓練、反思，是無法達到效果的。

前面已經提到，人的第一反應都是靠直覺，直覺是反射動作，不經過思考，往往是為了保護生命所做的最快、最直接、最安全的反應。但是人如果只是如此過日子，大腦的理性思考就無用武之地。人具有感情，也有理性，衝突管理就是要靠理性的思考訓練來完成，這是一場挑戰本能反應的學習歷程。

剛開始也許會覺得很辛苦，甚至氣餒，但只要經過反覆學習、思考，一段時間後，進入了「慣性反應」，思考和行動都會變得自然，不再覺得有所阻礙。這是打造文明和諧社會所必需進化的過程。

② 敘事著手——當事者為中心的聆聽與改寫

敘事的基本概念，簡單的說就是「故事」。故事這個字來自古希臘，與「歷史」有著相同的字根，在法語中2個字是相同的；但是在中國東方的文化中，歷史與故事是2種不同的解釋，意義並不相同。簡單來說，西方所謂一個人的「故事」，就是東方所說的一個人的歷史，也就是一個人的「敘事」。

一個人，一種認知框架

敘事包括每個人的故事本身，以及對某些事情解讀後建構的認知，逐漸累積出自己的看法、價值觀，成為自己的「認知框架」。其中構成因素包括個人的經驗、文化、所處的團體，以及來自何種血緣民族等，因此人人不同，每個人都是獨特、單一的個體，每一個人的故事也不會相同，即便是雙胞胎，故事也不會一樣。

「敘事」的概念，是基於後現代主義及建構社會理論而來，認為事情往往不是非黑即白、兩極化的看法而已，一般人所認為的「真相」，其實是透過每個人對片段事實加上臆測，而產生的不同解讀。因此，同一個事實下，每個人的解讀都會不同，更何況是對許多事實加上一連串的臆測後認定的真相，更是很難有相同的共識。這也是為什麼一有爭執發生時，雙方容易堅持不下，難以解決。

共寫一個彼此認同的故事

「敘事著手」指的是以敘事理念來進行爭議的解決。最貼切的說明是：「從故事一開始，就朝向能夠良好平和溝通的方向去共寫故事，直到圓滿落幕。」在專業敘事調解的運用上，包含3個執行的步驟：

Step 1 調解員由接觸雙方開始，瞭解彼此所說的故事。

Step 2 調解員技巧的促進彼此對話，直到鬆動、改變雙方爭議的故事。

Step 3 協助彼此重建一個可以互相包容、接受的共同故事。

培養聽懂心聲的能力

敘事著手的訓練，主要的中心思考是「以當事者為中心」，仔細聆聽當事者自己闡述的故事，應用接收、吸納、解讀、回應的經驗與能力，自然的讓當事者自己改變故事的方向，朝向未來、療癒、解脫、昇華的結果。這種以「當事者為中心」的敘事著手方法，貫徹得最徹底的是心理學大師羅傑斯（Carl Rogers）個案中心的心理治療。

訓練溝通關懷員的時候，主要在於提升「聽故事的能力」，運用並融入各種技巧，如「察覺力」與「支援力」來聽對方的故事，並透過對話的過程，瞭解形成故事的來龍去脈，在這些對話中尋求他們內心的聲音與需求，找出最符合與適當的方法，讓對方自己能自發性的發掘自我狀況，並朝著希望改善的目標邁進。

成為一座橋，引導雙方對話

溝通關懷員在聽與說的過程中，主要任務是建立當事人彼此對話的機會，並與故事內容連結，交叉比對以獲得線索，再藉由重新建構可替代的故事，進而達成使對方有所改變的可能性。如此的過程與改變，就是找出方法使糾紛和平落幕的契機。

3 永遠關懷——從發心、過程持續到結果之後

將關懷的概念特別強調出「永遠」，是因為關懷是一連串的過程。從發心、中間過程到對結果的關注，不是只有一次的關懷就結束了，而是持續不斷的。

與人接觸開始，就要抱持著關懷的心，直到整件事情落幕後，仍要持續的關懷。即使過程不

是很順利，也可能陷入艱困難解的處境，但關懷的心不斷、不滅也不變，這才是真正的關懷，我們所稱的「永遠關懷」。

支援、察覺與充權提升

永遠關懷是以關懷雙方當事者出發，運用「支援力」、「察覺力」及「充權認可」等技巧，來幫助雙方作自我提昇，最佳的狀態，是讓雙方當事人的關係和諧修復。

在溝通關懷的過程中，要持續散發著關懷對方的氣息，並技巧的讓雙方當事人都能感受到彼此的善意，繼而運用傾聽支援、察覺轉換及促進溝通對話，使得雙方體會到彼此的認知差異與心意，進而願意自我調整以及提升觀念，達成彼此間的協議。整個過程自始至終，都要維持在關懷雙方的情境下，直到修復關係，才做為結束。

8種溫暖人心的力量

關懷這個字眼到處可見，也有很多關懷的團體，但是一般對於「關懷」的定義與闡述，卻都不是非常的明確清晰，這是因為關懷是一個抽象的概念，一直以來，抽象的事物在定義上就有困難之處，找不到很明確可以描述的詞彙。

關懷的理念，目前我們認為以美國哲學教授米爾頓．梅爾沃夫（Milton Mayeroff）闡述的最透徹明白，在他的專書《關懷的力量》（*On Caring*）中提到關懷有8個元素，分別是：瞭解、調整、耐心、真誠、信任、謙卑、希望、勇氣。同時，關懷一個人最重要的意義，就是幫助他成長，並且實現自我。關懷是一個過程，在這過程中，會與他人的成長與發展產生連結，並產生信賴關係，而且透過彼此的互相信任，會使得關係的品質改善而且深化。

一個人能夠在這世上安身立命，要取得存在的意義與價值，不是透過控制他人或充滿距離的欣賞他人，而是必須與他人互相關懷。人透過關懷他人，或是滿足他人的需要，也可以獲得自己的滿足感，活出自己生命的意義。

關懷，可以幫助我們正向思考人類的處境，更重要的是，也可以讓我們對自己的人生有更多的瞭解。

利他模式的回饋

關懷的基本模式是「幫助他人成長」。被關懷者的發展，與關懷者自身的幸福感是綁在一起的，而且被關懷者的成長，可以使關懷者有被需要的感覺，彼此都有良好的收穫。

當付出關懷時，會感受到對方的成長潛能與需求。幫助他成長，積極的意義在於除了他個人的成長之外，還能幫助他去關懷自身以外的人或物，鼓勵與協助他找到原本已持有的或關心的事物，並且更進一步地去創造他所關心的新方向。

關懷他人的成長，要用心發覺、引導並且全心付出，幫助對方在他既有的特質裡朝向正面發展，也要讓他漸漸懂得照顧自己的身心，能夠回應自己對於關懷的需求，如此，才能為自己的生命負責。

關懷對方時，不是強迫對方接受關懷者的指示，而是激發他的潛能成長之方向，幫助關懷者決定該如何回應問題，以及提醒他如此的回應，可能會有哪些該留意的地方。

((Note))

對方是一個獨立的個體，所以要尊重而不是支配。

四、關懷的8大核心元素

① 瞭解——知己知彼，多方體察

關懷他人首重於瞭解，瞭解對方的需求，才能做出適當的因應。如果光是一般認知的「善意」或「溫情」是不夠的。

瞭解，包含「知己」、「知彼」2個面向，就是一方面瞭解對方是怎樣的人、具有哪些能力、受到哪些限制、需要什麼、哪些事有助於他的成長；另一方面，也要瞭解自己的能力與限制。

關懷的過程中，我們可以透過3組不同的瞭解方式，來達到幫助對方成長的目的：

清楚和隱約的瞭解

「清楚的瞭解」是知道事情原委，能具體的將它說出來或是化為文字；「隱約的瞭解」則是指可以意會，而不能言傳的感受對方。

知其然，知其何以然

「知其然」與「知其何以然」的差別，主要在於瞭解的深入性，對於事情的發生除了理解對方的表面立場、爭議點，更要深入探究分析問題背後的原因。也就是要挖掘背後原因的多重層次，不一而足。此外，除了知道不順利的事原因為何外，也要清楚知道順利的事為何順利。

親身和間接的瞭解

「親身瞭解」是直接與對方接觸，瞭解對方，感受到跟對方的連結；「間接瞭解」是透過資料、檔案、親友的述說，或觀察對方外在的言行所做的瞭解。

以此3組不同層面的關懷瞭解方式與對方產生連結，皆能幫助對方成長。

未經專業學習關懷技能者，常會不知道自己在關懷對方時，到底瞭解了多少的真相？其中重要的原因之一，就是在關懷對方的過程中，一般人習慣直覺、武斷的將「理解」限縮在自己狹義的範圍裡，認為只有直接面對溝通的方式，而忽略了隱約、間接與其他側面式的瞭解，其實也是幫助對方成長的重要方法。

②調整——檢視自己因應的步調

在關懷的過程中，必須因應對方的反應，調整自己的腳步與方向。若是純粹出於公式化的慣性回應，不足以達到關懷他人的效果。從過去的經驗中分析策略利弊，謹慎修正，並時時檢視自己的行動，觀察對方反應什麼樣的結果，判斷自己是否對對方真的有幫助，而後，根據結果來決定繼續保持或進行修正，以便更能幫助對方。

調整步調的方式有2種：

作為與不作為

關懷的時候，有時不要讓自己一股腦兒地栽進去，這就是「不作為」。不作為時，並非不關心對方，而是要去觀察「不作為」所造成的影響，依次來改變自己的因應行為。

在窄與寬的架構間變動

把對方的某個舉動當成獨立的單一事件來檢視，而不與前後的事情連結起來思考，這是以狹窄觀點出發。若是在較大的架構下，檢視對方的舉動於大環境、背景因素中的關聯性，可以分辨出問題發展的趨勢與長期影響。如此，以不同的想法和看法來發現更寬廣的脈絡，能幫助人與人之間更瞭解彼此。

③耐心——給對方時間與餘地

耐心不能單以時間來理解，還要有空間的概念。耐心所指的是給予對方時間與空間，更精確的說，就是給對方活動的「餘地」，以適當的距離守候在身邊，耐心傾聽對方的言語和感受，耐著性子讓他用自己的步調找到自我，給他時間與空間去思考和感覺；而沒有耐心的人，不僅沒有給對方時間，還經常奪走對方的時間。

耐心也包括容忍某種程度的困惑和錯亂，但這種容忍，並不是一般認知的容忍，也不是對對方漠不關心，而是因為尊重對方，容忍對方成長所必須經過的時間與空間，以及能體會他在成長時，所發生的各種事件帶來的衝擊和影響。

關懷他人的人，總是相信對方一定會成長，因此除了對對方有耐心，對自己也有耐心。如此也會給自己極佳的學習機會，去認識並發掘對於對方最適當的關懷方式。

④ 真誠——如實對待對方，如實看待自己

一顆真誠的心，在關懷的過程中帶有積極的意義，而不僅是不說謊或不蓄意欺騙而已。積極的意義，代表著主動大方的面對對方，並且敞開心胸。關懷對方時，必須如實的看待對方，而不是將對方看成「自己想要的」或是覺得「必須要的」樣子。即使事實令人不愉快，依然要尊重，唯有把對方的這些事實當成一回事，才能與對方接軌，進而貼切的去關懷他。

關懷他人時，「真誠」的心能以各種方式出現。發自內心去關懷他人，言行與感受之間不能出現明顯的落差，如果隱藏真實的自我，或是只在乎自己在對方眼中的樣子，是無法全心全意去關懷他人的，那也不是真正的關懷。

除此之外，如實的看待對方，也要如實的看待自己。必須看清楚自己在做什麼，認清自己所做的究竟是對方的助力，還是阻力。即使真誠，在關懷的過程中仍有可能出錯，請努力試著有錯必改，並從錯誤中學習。

⑤ 信任——容許錯誤，適時放手

關懷對方的一大前提，就是必須「信任」對方能用自己的步調及方式成長，認同對方存在的獨立性。並且，**相信對方會犯錯，也相信對方會從錯誤中學習。**當對方感受到如此「被信任」時，便會以行動證明你對他這樣的信任是正確的，同時，他也會相信自己會成長。

信任對方就是「放手」。試圖支配並迫使對方按照既定的模式行事，或要求對方保證會有什麼樣的結果，甚至插手管，都是缺乏信任的表現。

當然，**信任的基礎，是建立在「積極促成」並「護衛對方可被信任」的條件上，而不是不分青紅皂白的信任對方會成長。**

信任對方，也要信任自己的判斷力，以及從錯誤中學習的能力，相信自己能掌握何時需堅守立場，而何時應該調整。

⑥ 謙卑——歸零，每個案件都是嶄新的開始

關懷時的「謙卑」能以多種方式呈現。關懷包括不斷地去瞭解對方，相信永遠有可以學習的

地方，關懷的人要抱著謙卑的心，隨時準備好瞭解對方與自己，以及瞭解關懷相關的一切，包含從被關懷的人身上學習等。

如果沒有謙卑的心態，認為自己已經瞭解了，不需要再學習，這種人是談不上關懷的，也無法達到任何關懷的效果。

關懷的人要懂得「歸零」，無論經驗多豐富，面對不同的關懷對象，每一個當下都是嶄新的開始。

自己的關懷行為並不享有任何特權，這是一項重要的領悟，且必須克服自己因為專業的優越感，而產生的傲慢心理與狂妄態度。

⑦ 希望——建設當下，成為未來進展的基石

希望，並不是消極等待某件事情發生，而是一種積極的動詞，希望透過關懷來自我實現。「希望」意味著有一種值得付出心力的事、能達成的事存在著，而「勇氣」不僅讓希望成為可能，希望也同樣使勇氣具有行動目標。

不要把「希望」跟「一廂情願」或「不著邊際的期待」混淆。希望對方因被關懷而成長，並不是表示當下狀況的不足，反而是表示當下充滿了可能性，充滿了機會。在關懷時產生對未來的希望，會提升當下的重要性，並促成未來的結果朝向正向發展。

⑧ 勇氣——前進未知的行動力

勇氣是支持希望的重要力量。勇氣包括在困難的狀況下依然不離不棄，以及奮不顧身的為對方冒險。勇氣並非盲目的衝動，而是根據以往經驗獲得的洞見，並且對當下和未來保持著開放與警醒。

進入未知的境地時需要勇氣，像是信任對方必然成長，並且信任自己有能力關懷對方時，都是憑藉著勇氣，將彼此雙方帶入未知。在關懷時，愈是強烈感受即將進入未知的境地，就需要更多的勇氣。

((Note))

要有當仁不讓的心態，
但不能有勇無謀的莽撞。

五、關懷任務的完整結構——關切、支援與改進

關懷的工作可說是一系列動態的過程，主要進程可分為關切、支援與改進（簡稱CSI）3個階段。也可以反過來，用這3點來加以判斷一個人付出的心力與作為，是否符合關懷的精神。

① 完整關懷3個進階

關懷可以細分為「C、S、I」3層行動：關切（Concern）、支援（Support）、改進（Improvement），這3者都具足，才符合真正的關懷。

關切——藏在內心的動機

關切是對某件事或某個人、某些群體的關注。關切的範圍，常常決定了層次高低與最後的結果好壞。唯有心態上的調整，才能改變關切的範圍和影響力，這也是為什麼日本的基礎工作坊需要2天的課程時間，希望大家能仔細體認此課題的重要性。

支持——心理或物質助力

關懷的支持力，可以分為物質與心理2方面的支持，或說是資源及純心理單一方面的援助。

有時候，物質支援也會隱含或是間接轉換成心理上的支援力量，具有雙重的支持意義。

◆無形的心理支援——來自家人、同儕、上司或關懷員等的關心。

◆實質的物質資源——如物資及金錢，在醫療院所實質資源的分配，主要都為政策所決定。

改進——修正目標方向

依據米爾頓．梅爾沃夫（Milton Mayeroff）所著《關懷的力量》一書，「改進」具有一定的目標，也就是修正自我，盡量使自己符合關心及支持的目標來發展，其定義包含了期望人或事的改進與成長。若少了被關心的當事人，或是對於事情的成長欠缺目標，這樣的關懷就不算完整。

對於完整的關懷來說，關切、支持、改進這3者相輔相承，缺一不可。如果有所欠缺，都不是關懷的真正本意：

◆只有關切，沒有給予支持，也沒有以被關心對象的成長作為目標方向來調整，便只是嘴上掛著關心，實則虛情假意。

◆付出關切，也給予支持，但沒有以被關心對象的成長作為目標，來調整和改進方法，則很可能給予的不是對方真正所需的，因此關懷不足；若是過度支持，對方要求就全部給予的話，則會造成溺愛或道德風險，讓對方予取予求。

◆只有關切，沒有支持，卻希望對方成長，雖然可能是恨鐵不成鋼，但容易造成手法過苛，甚至是霸凌。

以上這些扭曲變調的結果，都稱不上是真正的關懷。

②相對失落時，請自我關懷成長

除此之外，還有一種對自我的關懷，尤其「想要被關懷的人」或「關懷別人的人」本身，面臨別人並沒有「相對關心我」的那種感受時，該如何自處？如果沒有人關懷、沒有人給予支持、對方更不希望我有所成長，我感受到的多半是痛苦、是逆境，這時，我們不能倒下，必須懂得「自我關懷」。

本身如果能夠轉念，克服困難，自我關切、支持，甚至改進關心自己的方法，就能因此而更加成長，對未來關懷他人時，能具有更細膩的同理心，此即是正向思考，轉逆為順，把自己也當成關鍵的當事人來關懷。透過學習轉念，就可以達成這樣的提升。

③ 是關懷，還是騷擾？只在一念之差

關懷的「時機」很重要。關懷不是關懷員想到要去關懷，就隨時可以去關懷，而是必須經過各種條件狀況的評估之後，才能決定是否付諸關懷行動，以及決定何時去關懷對方。否則若時機不對，反而會弄巧成拙。

「關懷」與「騷擾」的差別，在於關懷者是否以「當事人真正所需」去思考和對應，透過溝通瞭解，來調整自己的關心與協助方向。如果純粹是自我滿足，強要當事人接受他不需要的關懷和提議，只會造成讓當事人煩心的感受，這是騷擾，而不是關懷。

切勿用自己的感覺和立場去關懷他人，而沒有考慮時機與對方的情緒、立場、需求，就擅自進行關懷行動，美其名是「我在關懷他」，其實與騷擾無異，這也就是所謂「缺乏同理心」的關懷。最後慎重呼籲，關懷他人之前，必須瞭解以上各種情況，才能達到關懷的效果，讓他人感受到真正的關心，與實質有效的關懷。

六、同情心、同理心的區別

最近「同理心」一詞，都被醫界的同仁因為憤怒而講到變質了，用「銅鋰鋅」來替代。排除因為工作壓力和醫糾暴力頻傳造成的情緒問題，「同理心」與「關懷」確實是醫護人員必須好好學習的課題。

基本上，「同理心」是心理諮商耳熟能詳的名詞，也是必修的學科，更是關懷的基礎，沒有同理心，就無法建構關懷的理念。

在此，先將「同情心」、「同理心」與「關懷」3個不同的名詞，也是不同的層次關係做簡略的說明：

① 同理立場，而非同意觀點

美國管理學大師史蒂芬．柯維（Stephen R. Covey）認為「同理心」不同於「同情心」，同理心是傾聽者認同或願意轉換到對方的立場，但不表示同意對方的「觀點」。

傾聽者必須嘗試去瞭解對方的想法，同時聆聽對方所說的內容，以及所表達出來的情緒，以至於能與對方易地而處，真正感受到對方的心境。當對方這方面需求被滿足，就能專注於重要的問題溝通上。

同情心是主觀的安慰

同情心，是安慰，是對他人的遭遇下意識或不自主的直覺反應，屬於主觀的以自己為中心，用自己的意思、情感與經歷，跟對方做互動的回應。

因為並非站在對方立場，有時候會引起負面反應，會被認為是在「可憐」對方，有貶抑與歧視的意思，所以必須謹言慎行。

同理心是以對方為中心的理解

同理心是一種理解，是以對方為中心，在互動時理解對方的表達後，經過思考與情感的整合，作出理性的回應。要注意的是，同情心和同理心也會被不良人士所利用，這種負面的部分在此不多加說明，可參考同理心的專書。

② 什麼是同理心?如何做到「感同身受」

在《同理心的力量》一書中，陳豐偉醫師點出了同理心至少具有10幾種定義，可見要將同理心說得清楚，並不是一件容易的事。同時，心理學大師卡爾・羅哲斯（Carl Ransom Rogers）也指出同理心是做到跟對方「感同身受」的狀態，傾聽技巧中「換句話說」與「感受的反映」，都是表達同理心最常運用的方式。但必須注意的是，對方內心其實還是認為你跟他是不同的。

像心理治療師一樣，無條件正向

要探究同理心，就必須先來瞭解卡爾・羅哲斯的「案主中心療法」(client-center therapy)。常聽到同理心，大家似乎都懂，但要探個究竟，卻又說不上來。到底什麼是同理心?同理心的起源與發展是怎樣的由來?在此就從同理心的起源談起，再來談同理心與卡爾・羅哲斯有何關係。

同理心的源頭是德文Einfühlung，於1909年英國心理學家愛德華・諦薛納（Edward B. Titchener）將其翻譯成英文「Empathy」。

德文Einfühlung一字有很複雜的歷史淵源，它的概念源於18世紀，起初是以他人為出發，使用同理心來探索人的精神狀況。其後，被用來描述人與自然的關係，尤其受到德國浪漫派哲學家的思想所開發。直到19世紀後半，幾位德國哲學家賦予新的概念，成為一種美學哲學，對於自然、藝術作品，或是對他人的感受與行為投入感覺的理論。類似的還有同時期的「理解理論」，或譯為「詮釋理論」。直到20世紀初期，它成為心理學廣受討論的題材，也因而成為一個熱門的爭辯議題。

同理心依據案主中心心理治療大師羅哲斯所定義，指的是心理治療師透過精確、同理層度的理解案主，所意識到的本身經驗。因此，同理心的程度，是感知案主的私密世界如同自己的私密世界。當然，事實上無可避免的是，兩者的感受和認知仍會有落差。羅哲斯主張心理治療師和類似工作者必須具備3項能力，除了「同理心」以外，還有「無條件正向看待」以及「在關係上真誠一致」。

羅哲斯的立論基礎，主要是相信人可以自己走出陰霾、向善發展。再者，以案主為中心，與「敘事著手」的精神吻合，兩者都相信案主，協助案主自我提升、相信自己有能力改變得更好，讓其能夠自我療癒，這也與關懷的本質相呼應。

永恆的關懷，並非緊迫盯人

獲得同理心的方法，可參見井口晃《Power Talk》瞬間改變人生的威力說話術，書中指出透過談話過程，找尋與對方共同的情感，有助於建立起親和感，再加上配合對方身體的動作，如「鏡像溝通」技巧，建構潛意識層面的親和力。

「同情」與「同理」簡單的說，是溝通過程中表現給對方的姿態；「關懷」則是除了當下同理彼此相同的感受之外，仍會延續著過去與未來的時空，並非只存在於見面溝通的當下，而是所謂「心繫著對方」的持續關心。

這樣的關懷，是如常的關懷，與熱戀中的情侶那種全心全力思念、分不開的感覺是不一樣的。如常的關懷，並不是24小時日以繼夜的掛念著，而荒廢其他正常的生活。正確的關懷，是要進一步能夠讓對方產生新觀點、新方向，目標是能夠讓對方成長。

七、從醫療看信任的多面體

信任是作為一個人非常重要的議題。孔子認為「民無信不立」，「信」比「食」、「兵」都重要；現代西方社會學家朗曼（Luhmann, N.）則認為缺少了信任，連早上起床都將會成為一件困難而毫無動力的事情。

呼應孔子的「民無信不立」，我們可以用「民無信不行」來形容「信任」對生活的重要性，相關文章可見昂諾娜．歐妮爾（O'Neill, O.）所著《信任的力量》。

我們常把「信任」掛在嘴邊，彷彿這是一個很簡單易懂的詞，但是仔細思考「信任」2個字，其實蘊含著許多意義，如果沒有詳細的加以探討，人與人之間很容易便會陷入各說各話、無法溝通的局面。

探討信任，基本上可從「兩重性」、「兩面性」與「兩質性」3方面分別來探討。

① 信任的兩重性——一般性、各別性

信任的兩重性是指「一般」與「各別」的雙重性質：

- **一般性**——指的是刻板印象，或過去經驗產生的信任度。
- **各別性**——雙方在過去與現在的互動，所產生的信任程度。

一項有關民眾對於32種專家進行的信任度調查顯示：不只是醫師，也包括醫護人員，在世界各國的信任度排名中，幾乎都在前5名內，顯見多數民眾對於醫護人員整體的信任度很高。

而各別性的印象，則取決於每個病人過去看病的經驗。研究顯示：大部分醫療行為均為正向結果，除了少數不良的就醫經驗，病人很少對醫師有不信任感。不過一旦對醫師起了疑心，就會聯想到一些不好的報導，信任度會急遽下滑。如果醫師或醫院在病人起疑心後，無法做出真誠的回應，病人對醫方的信任就甚至會到蕩然無存的地步。隨著「懷疑」的出現，想要「重建信任」就好像危樓要重修，想要重新造就穩固的基礎，比起平地起高樓更困難好幾百倍。

② 信任的兩面性——雙方角度各自評定

信任是互相的，醫病雙方面的互動，包括「我」與「對方」之間的彼此信任，這可以說是一體的兩面：

- 我的角度——我對於對方的信任度，以及我給對方的可信度。
- 對方的角度——對方對我的信任度，以及他給我的可信度。

民眾一般對醫師的信任度是很高的，相對的，醫師一般也信任就醫的民眾，但是也知道民眾有時語帶保留，或未盡誠實告知相關病情的問題。在互動中，如果一方給另外一方不信任的感覺，就會產生不愉快的感受，因而會影響醫病的目標和醫療品質，甚至可能因為彼此的不信任，進而引發醫療糾紛。

醫病關係需要有高度的互信來維持，一旦有所懷疑時，常會是「崩落式瓦解」，而不是一點一滴地消去。當事人一旦出現被背叛的嚴重感覺，後續就會有一連串的質疑。這也是為什麼醫療糾紛中，當事人之間最後常常是反目成仇的情況。

③ 信任的兩質性——主動性、被動性

信任的兩質性包括主動性與被動性：

◆ 主動性——我想要讓對方信任我，或是想要去信任對方時，所採取的積極作為。

◆ 被動性——對方想信任我或不想信任我，而做出一些行為舉止時，我所做的消極回應。

整體而言，醫師都希望病人能夠相信他。極少數的例外是病方質疑醫師，且醫方覺得病方是

無理取鬧，沒有誠意看病，醫方有時也會出現「既然這樣，那就不要找我看病」的想法，盡量找理由讓病人另請高明，甚至直接拒絕病人求診。

八、受不了你的酷！專業傲慢是醫病關係的殺手

病患對醫師專業上的信任，雖然能造就醫師的自信，但是醫師也因此容易產生自傲的現象，即所謂的「專業傲慢」。有專業傲慢的醫師，當病人有所疑問時，他不太會聽病方說話，會輕易的說出：「沒有問題，這個就是某某情況，不可能是別的情形」這類的話，如此容易招致態度問題類型的醫療申訴，當有未預期的不良醫療後果發生時，更會讓病方深信是醫方的過失，才會造成不幸的結果，接著，後續諸多醫療糾紛的行動，就會讓雙方當事人經歷痛苦折磨。

其實，不幸的醫療結果，很可能原本是系統性的問題，或是無法避免的醫療風險，並非是誰的過錯，卻因為醫師在醫療過程中顯露的「專業傲慢」種下惡果，破壞了彼此信任的基礎，甚至還會阻擋未來溝通的機會。

一旦醫療糾紛發生，病方和醫方彼此間的互信必然蕩然無存。此時，要重建病方對醫方的信

任，不是理性的解釋說明那麼簡單就可以挽回的。此時，最重要的是感性的接納病方的情緒，聆聽病方對於不幸事件無奈的吶喊，並做出誠摯的回應。因為，在信任度已經到達冰點的情況下，任何風吹草動的小事和態度問題，都會被擴大解釋，都會讓彼此的關係更為雪上加霜。

然而，要原本沒有這種習慣的人做出誠摯的回應，甚或是道歉，並不是一件容易的事，更不是想做就可以做好，必須要經過學習和訓練，有人支持與鼓勵，或是經過幾次糾紛處理的經驗之後，才懂得該如何改進。因此，最理想的情況是當糾紛發生時，能有受過專門訓練的調解員當雙方當事人的橋樑，才能做得圓滿，若能預先學習，有所準備更好。

日本經驗在台灣實行

專門協助醫療糾紛之調解人員，在日本稱為「醫院內調解員」，筆者引進這個理念及訓練課程，稱為「溝通關懷（調解）員」，與台灣目前推行的「關懷小組」理念契合，一同努力邁向醫療院所實施普及化的目標。

九、醫方的逃避心態與後遺症

前面提及「衝突」與「反應」的關係，帶入醫護人員職場的情境，就很能理解醫護人員面對糾紛爭議時，會發生什麼狀況。威廉．沙奇（Professor Willian Sage）教授在2004年首先提出「2d and fear」這個用語，當醫護人員面對病人未預期的不良結果，或發生醫療爭議時，第一時間的反應是害怕（fear）、否認（deny）與防禦（defense）。跌破一直以來大眾對醫護人員是勇敢、堅強、專業的神話印象。

① 恐懼與逃避，醫師也有人性弱點

其實，醫護人員也有脆弱的一面，雖然具有醫療方面精深的專業，但遇到不預期的事情突然發生時，若未經溝通關懷的學習和訓練，情緒與認知上也會跟所有的人有一樣的反應。

突來的醫療狀況，由於不知道事件發生的原因為何，這時人的本能反應就是害怕、拒絕承認當下發生的事件跟自己有關、希望這件事不是真實的，更期待這件事不是因為自己的錯造成的。

尤其是意識到自己可能有錯誤的時候，當事人就立刻會找個理由來說明，這說明的內容不一

定是事實，可能是說謊，也或許是把責任歸咎於對方。總之，這是人的本能，是第一直覺的反射，如果沒有這樣的本能，人類與動物都是無法生存的。

②放任本能將擴大衝突

但也因為防禦之心啟動，便無法在事發的第一時間仔細思考如何做出合宜的因應，而是以找出對方的弱點進行攻擊，來達到最快速的解決方式。殊不知以如此的心態與方式來面對醫療爭議，是非常不恰當的，這樣的處理，只是在各自的立場上爭論攻防，更加強了彼此間的對立。

本來已經建立的醫病互信，在此時此刻會瞬間破裂，不斷的你來我往攻擊對方，原本共同抵抗病魔的目標已經不再。如此惡性循環，讓本無惡意的事件，不得不往最壞、最惡的方向發展，最終造成兩敗俱傷的結局。

這樣的結果，既不是醫療的目的，也不是彼此所樂見的結局。為了要改善這樣的情況，世界各國經驗在在證實：唯有做好「衝突管理」，實踐溝通關懷，才能有好的結果，才能讓整體醫療環境進步！

然而，衝突管理並不是人與生俱來的本能，而是需要受過訓練，訓練過後有這樣的認知時，才有改善的能力。經過相關的專業學習後，理性思維可以帶我們跳脫個人主觀，進而幫助當事人度過這些情緒的波動，促進彼此好好溝通，釐清真正需要處理的事情，走出陰霾！我們有幸學得完整的理念，以及推動全套的課程，然而，目前在醫界實踐推廣這樣的理念與課程尚不普及，還有很多需要繼續努力的地方。

十、美國醫療爭議調解之相關研究

目前台灣對於醫療爭議事件的處理，「衝突管理」以及「關懷」的概念並不是非常的清楚明確，尤其在溝通關懷以及調解的程序中，並沒有很好的指示與完善的流程，造成相關的從事人員無所依循，仍舊是以傳統一貫的思維在運作，即爭議事件的雙方當事人互不相見，各自分開處理，或是由他人代為協調。

國外對此方面做了很多相關的研究，其中美國調解大師卡羅爾・莉蔓（Carol B. Liebman）於２０１１年之研究，對於醫療爭議調解之利弊得失，提出了很重要的省思與指標。

1 第3方調解之利弊

針對紐約市醫院第3方調解（HHC）與訴訟中紐約市醫院調解（MeSH）的研究，其調解目標希望以非表面立場為基礎，來解決醫療不當的訴求，目的在於經濟上的考量、提升病人安全及修復醫病關係。接下來，再檢視如果醫師不親自參與調解，是否會損及原告強烈的溝通訴求？以及降低醫病關係修復之機會？

HHC研究24案例中，律師同意調解19例，確實經過調解後，有13例調解成功，成功率為68.4％；MeSH研究訴訟中的案例，有31例接受調解，22例調解成功，成功率為70.6％。

積極調解的好處

透過專業溝通調解的利與得，主要在於能縮短冗長的訴訟時間、節省費用，以及讓醫方有機會去聆聽與說明，提升未來照護的品質。若是醫師沒有參與出席調解，則會降低這樣的結果。

調解需要花較長的時間在溝通上，以還原醫療當時的情況，瞭解當時的實情。當醫方認為自己沒有不當處置時，可能調解就沒有著力之處。另外，如果有任何隱瞞掩飾，也不適合進行調解。

逃避面對面，將失去大好機會

調解的弊與失，關鍵在於如果當事醫師沒有出席，只有院方代表出席時，失去的大好機會，就是醫師沒有親自面對病方與其家屬，沒有機會說明經過、表達自己的意思，雙方也都失去了原諒自己與對方、讓對方瞭解與放下的機會，也因此，無法改變糾紛現狀和醫療疏失之處。如此對病患而言並不公平，對醫方自己也不是一件好事。

② 調解成功率，醫師出席面對是關鍵

醫病雙方談不攏，無法取得共識的主要原因，經常是醫療錯誤發生後，病人與家屬想與醫師溝通，但醫方卻沒有給予真誠的說明與關懷，或是遲遲不出來面對。

病人會希望瞭解當時發生了什麼事？為何會發生如此的糾紛？以及該如何處理？如果醫療錯誤是人為的因素所導致，是否能避免將來其他人發生同樣的遭遇？如何改進？家屬想要得到的首要是醫師真誠的道歉與檢討，其次，如果病方因此經濟上陷入困境時，也會希望能夠得到合理的補償。這一切都需要醫方誠懇的面對與說明。

③不就為了錢？當律師充滿偏見時

律師的養成與態度，也會影響調解的成功率。大家對於錢的觀念，可能都來自於法律層面，但不是所有的醫療訴訟都是為了要錢。相關研究指出，有9成的醫師認為醫糾病方都是要錢，只有1成的醫師認為不是。對病方而言，其實賠償金往往不是最重要的訴求，根據研究調查，真正鬧事目的就只是要錢的案例低於6％。

但是，要留意的反而是律師的部分：有防禦傾向的辯方律師，往往會破壞和解的成功率，以及提高賠償的金額。

此篇研究最語重心長的結論是：病人不會天天面對訴訟，可能一生只有1次的經歷；但醫院與醫護人員因為職業關係，職場生涯中可能會經常遇到類似的情況，因此，是不是要不斷重複採用「訴訟」的傳統方式？或是跳脫出來，從積極面好好考量，如何透過及早溝通關懷，勇於面對病患真正的心聲與不滿，或許醫病雙方都能得到更正面的效益。

第四章　尋找雙贏之路，美英日醫糾處理典範與弊病

☺重建信任關係，才可能朝向合作雙贏之路邁進

世界各國包括台灣所發生的醫療事故，情況大致雷同，從20世紀末開始，醫療界陸續進行相關的改善與預防措施，在此整理說明以供參考。

一、美國醫糾事故案例——珍珠計劃與溝通解決模式

Case Study 1　誤關警告系統——史丹佛許瓦若太太與兒子的故事

許瓦若太太的兒子嘉布列歐（Gabriel）罹患有水腦症，腦脊髓液無法正常吸收，累積在腦部。雖然做了引流手術來改善，有時仍然會有引流管阻塞造成問題的情形。

於20個月大時，嘉布列歐因為醫療錯誤而導致死亡，原因是雷諾的醫院先將腦部問題誤診為

腸胃型感冒，拖了幾天，許瓦若太太看到情形不對，決定轉到史丹佛大學兒童醫院，但因為護士認為許瓦若太太照顧孩子太累了，需要好好睡眠，所以將不斷發出聲響的心臟監視器關掉，卻也誤關了所有的警告系統，導致病人的心跳停止卻沒有發出警訊，最終死亡。

2014年，也就是事發9年後，許瓦若太太投入此家醫院，擔任史丹佛大學兒童醫院安全管理部門「珍珠計畫」（PEARL-The Process for Early Assessment and Resolusion of Loss）的病人聯絡與推廣代言人，以親身的經歷參與督導考核，並以過來人的經驗，分享和幫助病方的情緒管理，協助醫師與病方溝通，希望能提升病人的安全。

許瓦若太太曾經說過極為關鍵的一句話：「醫療錯誤是不可避免的，也是無法控制的，但醫院可以控制的是如何在發生不幸後，對待病人與其家屬的方式，使其達成心靈上的撫平與修復。」目前她到處演講，致力於如何讓醫病雙方有更好的溝通。她獨特的工作，在複雜的醫病情節中扮演很重要的角色。

2005年她兒子過世的時候，院方並沒有認為她當時的情緒是無理取鬧，而對她大聲斥責，或拒絕回答她的所有問題，而是以誠實的態度跟她說明實情，讓她感覺院方跟她站在同一陣線上，且事後院方找出改善機器的運作方式，積極提升醫療品質，使得往後就診的病童更安全。

許瓦若女士的重要主張是「透明化」，以EA取代2D，即以解釋（Explain）及抱歉（Apologize），取代防衛（Defend）及否認（Deny）。如何訓練醫事人員勇敢面對事故及病方，做出適當的解釋與抱歉，這就是醫療過程透明化所強調的「誠實揭露」，也是醫病關係中第一線醫護人員重要的課題。

【處理改善方案】「珍珠計劃」是什麼？史丹佛大學兒童醫院「透明化」實施案

「珍珠計劃（PEARL）」是以溝通關懷做為調解糾紛的重要手法之一。本案醫方以「透明化」揭露診療過程，並且為錯誤「誠懇道歉」的做法。此計劃從2007年開始正式實行，目的是為了增進各國醫療錯誤之改善，並為醫療訴訟與費用找出一個新的替代方式與出路。

實際受益案例為一位因外科手術誤傷到神經的病人Gary Avila，他的手部功能遭受影響，因此向史丹佛醫院申請，希望醫師能夠道歉、解釋為何會發生錯誤，並要求手術費用的減免及適當的補償。

經過幾個月的協調與溝通，病人雖然手部功能並未完全恢復，但是很滿意溝通過程與醫院和醫師的表現。

由於「珍珠計劃」過去成功的實施經驗，醫院人員不再害怕會被懲處，變得願意立即呈報錯誤事件，醫院也從錯誤事件中尋找到原因，以及改善預防再發生的方法。此計劃不僅因團隊的合作，帶給病人與家屬尊嚴和關懷，也帶給醫護人員支持的力量，減少醫護人員的負擔與不安，同時，也讓醫院省下龐大的訴訟費用。其具體成果在2009～2014年的醫療訴訟與2003～2008年間相比，降低了50%，平均賠償金額也降低了40%，可見成效卓著。

Case Study 2 醫療誤診疏失——乳癌婦女延誤治療造成育兒遺憾

這是關於一位婦女因為乳癌被延誤治療，而控告民事賠償的案例。第1年健檢時，這位婦女請教醫師自己乳房有硬塊的狀況，醫師經觸診後說沒關係；第2年，這位婦女並沒有主動告知乳房有硬塊一事，醫師也沒有檢查，健檢報告亦為正常；第3年，婦女再行檢查時，卻發現自己罹患乳癌，並且已經轉移，因此提出控告醫院民事賠償260萬美元。經專家證人評估醫院會敗訴，因此院方開誠揭露（Open disclosure）此醫療過程，希望經由溝通程序來化解糾紛。

經過醫病雙方真誠的溝通對話後發現：對這位乳癌被誤診而延誤治療的女病人來說，她最關切的是無法撫養她的2個小孩上大學，因為很可能到時候她已經死亡。因此，根據她的訴求，最後和解的條件是由醫院付出40萬美元，透過財務上的安排與相關保證，讓這筆基金日後可以支付2個小孩「每人為期4年，每年7萬美元」的大學學費與生活費。

院方找出了病人的需求，讓病人能夠真正地安心，要求賠償金額也從260萬美元降低至40萬美元，大幅減少了醫院的財務負擔。還有，針對她很希望不要再有人遭受這樣的遭遇，醫院也製作了教學影片，請這位婦女現身說法，供教學之用，以避免再發生類似情形。院方以完全揭露、誠心傾聽、真心誠實的態度取得了病人的信任，病人也獲得了需求。錢雖然在醫療事故中是很重要的一環，但錢不是一切。這個案例也證實了這樣的論述。

醫糾發生時，病家需要的往往是對於事件發生的解釋與說明，也希望醫院能確保其他病人的安全、希望有人擔起責任，最後如果有需要，才會要求要有合理的補償。但是時至今日，反觀國內發生醫療糾紛時，大部分醫方的心態都認為病方就是要「錢」，一切說詞都認為是惡意的索錢藉口，而無視其重要的需求，此舉對醫病雙方都是莫大的傷害。

因此，這種刻板印象必須從醫護人員的心態開始改變，同時提升溝通關懷的技能，找出真正惡意的病方，嚴正以對；但對其他病方，則不可一視同仁，誤解大家都是惡意索錢，應該要用心找出病方真正所需，善加關心與回應。

唯有重新瞭解現今醫療的生態，找出良性溝通的信賴關係，才能對改善目前惡劣的醫療環境有所突破。

【處理改善方案】美國密西根大學醫院採取之「溝通關懷解決模式」

對於醫療糾紛處理方式，美國密西根大學醫學中心於21世紀初期以來，進入了一個嶄新的思維，在2001～2007年短短的7年間，醫療糾紛案件從262件降至83件，病人滿意度也提升了。能達成病人安全大幅改善，同時讓醫療品質提升的做法，都是值得醫界仿效與思考的改善之道。

密西根大學危機管理的主要做法，是在醫療事故發生後，採取「促進對話」的溝通關懷技巧，達成事故後的同情與同理表達，並公開資訊。這麼做對於醫療糾紛的化解，以及恢復醫病關係有極佳的成果，並受到參議員時期的希拉蕊、克林頓及歐巴馬所推崇。

另外，風險管理長布施曼（Boothman）律師也提出了3大原則，用來因應不同類型的醫療糾紛狀況：

◆快速與公平——處理不合乎醫療照護水準所導致的案件。

◆堅持辯護——醫療照護上確信無誤的案件，必須採取堅持辯護到底的態度。

◆完全透明——維護病人的權益，減少病人損傷，對病方完全透明公開的態度。

他提出這些主張，主要是希望醫病雙方能從各種醫療糾紛中學習與記取教訓，在事發前後，都能以最適當的方法對應。否則，醫療環境的任何缺失與衝突都不可能得到改善。

實施這樣的原則後，除了醫糾案件數快速下降外，平均每案件所花的處理時間，也從20個月縮短為8個月、賠償金額減半、醫療保險金減少了2／3等，這樣的成效有目共睹。美國共有6家先驅機構採取這樣的處理程序，整合後將之稱為「溝通解決程序」（CRP），是值得醫界學習和推廣的方法。

二、英國醫糾事故案例——取勝於「態度＋醫術」的完整專業

Case Study 3 醫療專業考驗——凱倫楊幼女南西轉院獲治經驗

凱倫楊有一個2歲的女兒南西，起初帶她就診時，看起來似乎只是單純的耳朵感染，結果出乎意料嚴重到需要住院治療。每換一班照顧人員就有不同的診斷，許多醫師來看，但每位都有不同的看法，這讓楊無法承受，幾乎崩潰。

區域醫院花了2週的時間來確定南西的病況，除此之外，楊還發現醫院內缺乏關於她女兒病情照顧的溝通管道，導致自己與醫護人員疏遠，心中混亂和越來越不安的感覺籠照著他。

南西的病情是少見的案例，經確立診斷後，楊終於能夠充分研究女兒的病，結果反而比每天遇到的任何醫療人員都要熟悉治療的方案，導致主治醫師召開會議，向楊反應他問太多工作人員無法回答的問題，讓他們嚇倒了，希望楊有疑問直接問主治醫師就好。

南西出院後，病情迅速復發，而楊也瞭解南西並未接受正確的抗生素治療。起初楊最大的感覺就是被嚇呆了，很怕女兒會死掉！她與醫師們開始有一些爭執，在她說需要有新的意見和看法

下，女兒就被轉到愛薇莉納醫學中心。

楊提到：「兒科照護的衝突鬧上新聞，通常是父母與醫師為了什麼才是對小孩最佳的照護看法不同，才會進到法庭程序。但是，有很多的醫療衝突雖然未到那樣的地步，還是會構成父母親巨大的創傷和壓力。」

家屬與醫療照護團隊的關係破裂，同樣也會嚴重影響醫護人員的自信心與身心健康。最糟的是，對兒童的整體治療，會因為家長與照護者之間的溝通困難而面臨風險，無論雙方是正面反擊或選擇讓步，都可能對孩子的醫療造成影響。

但是，楊說女兒一抵達愛薇莉納這所大型兒科醫學中心，情況就立即改觀。他觀察到那裡是處理嚴重病童的專家，甚至與家長溝通的能力也走在先端。簡單的說，他們對每一件事都會說明這是在做什麼，為什麼需要做，以及對這個步驟預期的結果是什麼，令人感覺非常理解和安心。

該醫學中心解決問題的方式很成功，楊認為應該推廣到全國，尤其一般病童通常都會先到地區型醫院就診，因此，學習愛薇莉納的課程，也應該推廣到各地的地區性醫院。

【處理改善方案】英國大型兒童醫學中心「病患需要的專業」

病人需要的專業協助，包括「醫治的技術」與「有效的溝通」，多數醫院只注重前者，而愛薇莉納的成功則在於兼具了2大因素，包括以病患需求為中心，提供專業頂尖的「診斷醫療技術」以及「溝通能力」。如此符合病患需求的完整專業，最能快速建立起醫病之間的信賴感，並能獲得最佳的醫療結果。

✲緩解醫方與家屬的衝突

2013年1月，醫療調解基金會在愛薇莉納倫敦兒童醫院啟動了一項計劃，目標在預防衝突進展到形成危機。當分歧、緊張和憤怒氛圍籠罩孩子的醫療照護時，醫院該適切地分別協助家屬和支持專業醫護人員。

孟森醫師（Dr. Esse Mensen）為小兒科主治醫師，經歷1次與兒科病人家屬無法解決的衝突後，促使她非常想找出有效解決這種情形的方法。她說道：「當醫糾情況變嚴重時，會使得醫護人員花費許多精力和時間去應對，進而影響到對其他病人的照護。」

加護病房的工作人員，特別能瞭解家長們會因為孩子的醫療而震驚害怕，變得反應舉止很劇烈，但醫護人員很擔憂的是：「這些家長絕對可以提出問題及質疑醫療決定，但有時候衝突會升高，變得危及該病童，甚至影響到其他同病房的病人之照顧。」

溝通問題，有時候會多到讓醫師花費許多時間在巡房解說，或是資深人員需要再回來支援每個資淺人員。照顧情緒化、焦慮的孩童父母親，不管做任何事來試圖重建信任，對病房工作人員來說壓力都非常大，最大的影響是當重大衝突發生時，工作人員會感受到被審查、被質疑、被看輕，甚至有可能因而造成離職。

加護病房護理師布里吉（Rebecca Bridger）表示：「我們的工作壓力非常大，因為是1對1，所以1小時接著1小時都只有妳、病童和家長，無法躲閃。特別是如果與受創衝擊的人處於1個單獨空間，那就會是11.5小時的持續煎熬。」她表示有時也覺得自己有點被衝擊到，而且會直接影響對病童的照顧，因此，有時候必須對父母說：「我聽到你所說的，我們可以晚一點再談，現在我必須為您的小孩抽痰（或是我必須給他一個重要的藥物）。」情緒化或壓力很大的父母，對醫護人員而言是很耗神的，應對他們是令人感覺非常疲累的事情。

急診與加護病房的家屬支援

家屬面臨親人的危急病況，本身充滿壓力，一旦求助無門或情緒失控，就會成為急診室或加護病房的額外事件，這時醫院的「溝通關懷人員」即為協助家屬、安撫情緒的重要人力。

✲認識衝突引爆點與預防教育

在愛薇莉納醫療中心的調解計劃中，包含任何病童父母或醫療人員有需要時，都可以申請調解協助，其發展目標也包括訓練醫療人員認知「衝突的引爆點」，以及「當情況惡化時重建信任的方法」。

設立這個計劃的主任莎拉巴克蕾（Sarah Barclay）舉出一種常見的情況—當有小孩經年累月進出醫院時，父母會遇見很多醫療人員，父母親幾乎已經成為自己小孩照顧上的專家，因而，對於醫療人員的容忍程度會變得很低。

布里吉（Bridger）為90多名完成特別設計課程的受訓護理人員之一（醫師們從2013年12月也要開始受訓），她說到受訓的目的：「這個課程讓你能從別人的立場去看事情，並反應到你的行為舉止來影響他們。它更能幫助你認清如何消解一場風暴的產生。」

這種1天或半天的訓練課程依需求打造，通常會在所屬醫院或附近場地舉辦，教育訓練內容包括：

◆如何認出醫療人員與家屬間的衝突警告徵象。

◆學習不同的衝突管理策略。

◆瞭解有所衝突時，身為一位醫療專業人員被期待做到什麼。

◆學習如何幫忙調解、消弭衝突。

◆個人面對衝突的態度，與如何使用不同的處理方法。

台灣訓練課程與愛薇莉納計劃共通點

愛薇莉納計劃與我們所提倡的促進溝通調解課程內容有相關性，共通點包括以下幾項：

1. 覺察力的提升，是3大能力包括支援力、促進溝通力之外，另一項重要的學習。
2. 衝突管理關鍵在我們的先決觀念與態度，順序上是衝突管理、敘事著手、永遠關懷。
3. 初階自我關懷調解的學習，切記不火上加油，並能讓對方降溫，化對立為夥伴關係。
4. 學習過現場關懷調解的醫護人員，從旁協助事件當事人，以調解的理念及技巧，幫助雙方抒發情緒，並朝向合理雙贏的未來一起努力。
5. 綜合應用的能力。

三、日本醫糾事故案例——對立模式中的專業傲慢問題

Case Study 4 未察覺的致命內傷——佐佐木太太兒子車禍事件

1991年11月的某個寒夜，佐佐木太太正逢青春年華的高二生兒子正人，打工回家時騎著摩托車，不慎撞上路邊違規停放的大卡車。突然電話鈴聲響起，佐佐木太太接到醫院護士的通知，

獲悉正人在醫院急診處，因為車禍受了點傷，雖然不太嚴重的樣子，但是還是需要檢查，醫院希望家屬能夠趕過去。佐佐木太太懸著一顆心著急的趕往醫院。

流了點鼻血，臉上淤青的正人，述說著撞車的過程，頭部電腦斷層顯示沒有問題，但是為了小心起見，急診醫師建議住院幾天觀察較妥。當天晚上，正人肚子劇痛，找了護士幾次卻沒有什麼動作，只說已通知醫師、再觀察。之後，正人吐了黑色嘔吐物，佐佐木太太再度找了值班護士，這才有值班醫師過來看看。

經過醫師判斷，原因是鼻血吞到肚子裡吐出來的嘔吐物，洗洗胃應該就會好了。洗過胃之後，正人似乎平靜下來睡著了。過了2天，病情似乎還好，於是醫師開立可以進食的醫囑，正人也開始用餐，只不過食欲不佳，只勉強吃了一點食物。但是，肚子痛的症狀始終斷斷續續，佐佐木太太一直擔心著是不是有什麼問題？詢問醫師得到的都是「沒問題，再看看」這樣的答案。

直到第9天，正人的肚子疼得更加劇烈，連醫師也覺得不對勁，才做了鋇劑攝影檢查，竟發現腸子漏出鋇劑。佐佐木太太看著似乎呆掉的醫師，恍惚聽到醫師喃喃自語說：「不要進食就好了！」但她當時沒辦法思考，醫師立即做出鄭重聲明：「診斷出十二指腸破裂，需要緊急開刀」，佐佐木太太也只好無奈的同意。

但是開完刀後，正人的情況並未好轉，醫師說有膿瘍形成，必須再開一次刀。佐佐木太太再也無法信任這位醫師及這家醫院，她毅然決然轉院治療。轉院後再開一次刀，卻還是無法挽回，因為正人感染的是屬於MRSA這種有強烈抗藥性的菌種之一，並且形成敗血症，導致休克，不到2天就離開人世。

傷心欲絕的佐佐木太太希望原屬醫院給她一個說明：為什麼之前一直反應兒子的病況，醫院都置之不理，直到處理時已經太晚，來不及了？

院方採取的態度是相應不理，一點都沒有抱歉之意。因此，佐佐木太太聘請律師提起訴訟，希望醫院及醫師能面對她，好好回答她一連串的疑問。可是律師卻只想早點結束官司，讓她獲得賠償就好，律師一方面要佐佐木太太不要再提那些問題，那些不是法官想要聽的，也不會想要處理的事；另一方面，還要佐佐木太太答應與法官達成和解的提案。佐佐木太太毅然解聘律師，自己進行訴訟，憑著一股毅力以及努力學習相關法律知識，1995年11月終於獲得勝訴判決。雖然獲得一筆賠償金，但是她的疑問仍然沒有獲得解答。

「將來肯定還會有人遭遇這樣的事情，這樣的結果並非是我想要的！」這些念頭盤據糾葛著她的心，令她無時無刻都感到有東西在噬咬著她。經濟上無虞的佐佐木太太，其實並非想要金錢，金錢並不能慰撫她的損失與痛苦的心靈。

佐佐木太太找了法學專家和田教授相談，他們一致認為醫療糾紛除了訴訟，應該有更好的改善辦法才對，因此在２００３年創辦了日本ＩＨＭ（Internal Hospital Mediator）醫院內促進溝通調解員課程，目前佐佐木太太也為促進良善的醫病溝通到處演講。

【處理改善方案】日本「醫院內促進溝通調解員」之設置與應用

早稻田大學法學教授和田仁孝，可謂推動日本「醫院內促進溝通調解員」（Internal Hospital Mediator，ＩＨＭ）的主要靈魂人物。和田教授本身於１９８２年在哈佛法學院擔任研究員，從事爭端交涉方面的研究之際，也學習了促進溝通調解的基礎學問，即著名的「哈佛法學院交涉談判術」。１９８８年任教於九州大學不久，將此策略加上法社會學的理念及元素，在研討會中舉辦了促進溝通調解角色扮演等活動。

✲促進溝通調解教育課程

西元2003年，日本醫療機能評價機構（即台灣的醫策會）之「認定病院患者安全推進協議會」相關部會開始進行討論，眾多醫療安全管理者、和田教授，以及擁有醫療現場實際經驗的中西講師，再加上以佐佐木孝子女士為首的醫療事故被害者家屬，多方合力構思的「醫療促進溝通調解教育課程」正式誕生。

佐佐木孝子女士提供了一個重要的契機，讓專業者去思考將「促進溝通調解」視為醫療現場必備功能之可能性。也因此，在日本佐佐木女士有「醫療促進溝通調解之母」的稱號。

在2005年，日本醫療機能評價機構首次開設「醫療促進溝通調解養成研修課程」時，課程內容只有初級篇，1年只開設3場，學員僅79人。但幾年後，學員人數急速增加，2010年每年人數在2500人以上，之後甚至達到每年超過3000名，課程也增加了中級篇、應用篇、其他問題領域的進級研修等，讓授課內容更加完整和多樣化。

課程設立8年後，有超過30個各別的醫療院所，都在獲得其高層的同意下，進行了醫療促進溝通調解的研修課程。來參加研習的醫師，多半是想積極改善對患者應對態度的院長或副院長等高層人士。

✲第3方調解員最合適人選還是院內人士

日本一開始的想法，是透過法律實務專家這種第3方機構，來幫忙調解醫療糾紛之溝通。但是，當考量到醫療現場複雜的對話過程，這些研修課程就幾乎沒有什麼參考價值了。如果只是將溝通調解當成技巧性的表面教育，對於實際的醫療現場是沒有什麼用處的。所以，當務之急是要訓練醫護人員紮實的溝通調解能力，將理念確實、靈活地應用到複雜的醫療現場。

如果一直懷抱以第3方機構來幫忙調解醫糾的想法，而且又以美國的文化與環境為前提，將重心放在固定模式的技能教育上，對醫療現場是非常不足也不適合的。

最佳方案是以「促進溝通調解員」的形式，將其視為醫療現場的必備人力而加以普及化，高層的理解及支持、公平公正的事實檢證，以及剛正不阿的說明等，都是重要的必備條件。

跟日本同時在美國展開醫療促進溝通調解教育的美國哥倫比亞大學，其法學院教授卡羅爾·莉蔓（Carol B Liebman）也明確地指出——醫療促進溝通調解的前提，在於事實的共享。因此，我們應該要追求的是一個足以支撐事實的公正檢證，以及能共享成長的醫療溝通教育。

考量到醫療現場的複雜多變，我們需要的不是表面的技巧和技術教育，而是能自然而然讓基本態度與理念深入內心、能實際運用新觀念的基礎課程。舉例來說，「爭議點分析模式（IPI）」已從只考量哈佛交涉術的狹隘利益，演變為重視情感、關係、促進當事者本身的對話與敏感度，最重要的是以「患者角度」進行的事實檢證與分析技能。

身為一名專業的醫療促進溝通調解員，必須經常反省自己的態度、理念與專門能力，並且不斷精進。此外，擁有一個讓成員能互相勉勵、切磋琢磨、提升自己能力的連絡網絡，也是很重要的環節。

第五章　非訴訟調解方案ADR，未來台灣新趨勢

☺不再上法院硬碰硬，坐下來好好談出真需求

網路蓬勃發展，資訊取得便利，教育數位化，民眾的生活水平快速提升，對於自身權利意識的認知與要求也日趨重視，因此，人們一旦懷疑自己的權利被侵犯時，就會直接想到以訴訟來解決問題。然而，訴訟並無法有效解決所有的紛爭，往往在法院做出了判決之後，仍無法完全平息糾紛，尤其是當事人心中的怒氣與怨氣並未排解，這種情況下，後續仍可能衍生糾紛，尤其醫療的爭議更是如此。

因而，我們積極尋求能夠替代訴訟、真正解除醫療糾紛的途徑。近40年來，「ADR制度」（Alternative Dispute Resolution）已逐漸為世界各國提倡使用，也運用在醫療糾紛的解決上，從我國《民事訴訟法》第304條第1項第7款，以及《醫療糾紛補償法草案》就可以得知。

一、醫療紛爭常見處理方式——交涉、調解（處）、訴訟

過去醫院內處理醫療糾紛，大部份為「1對1的雙方對立模式」，一般多採私人協商交涉和解。民眾有爭議時，會直接向醫療院所反應，和解大都是以私下交涉為主，主要是醫院成立「醫療糾紛小組」並派出代表，與民眾做雙方的交涉；或者是向衛生主管機關申請調處、鄉鎮市公所調解、申請仲裁及提起訴訟、訴訟前置，或訴訟上調解等法定管道。

台灣目前醫療糾紛除了訴訟外，解決的機制以私下雙方交涉、法院與衛生局配合醫師公會進行調解為多，鄉鎮市的調解佔極少部分，並沒有以仲裁方式來解決醫療糾紛，也沒有院內溝通調解的機制。

二、醫病之間3種難解心結——獨大、對立、偏見

台灣與各國醫療糾紛的傳統處理模式大同小異，在醫院內部，絕大多數為防衛、對立、製造障礙、資訊封鎖等做法，以3個例子來說明：其一是多年前看到描寫醫療糾紛訴訟經過的一齣日

劇《太陽不西沉》，所有這一種心態類型的醫院及醫師，反應皆無出其右；其二為有位醫師在臉書上的貼文，清楚地反應出有些醫護人員對於醫糾病方的看法；另外案例則是處理醫療糾紛的相關人士根深蒂固的看法，這類人非常多。

現象1. 寫實電視劇——從日劇《太陽不西沉》看傳統醫糾處理方式

一個正值反叛期的18歲高中生真崎直，身在普通的家庭，父親失能無法工作，母親擔起家庭所有重任，無怨無悔，充滿熱情的呵護孩子長大。突然有一天，母親出門不小心從階梯跌下而受傷，被救護車送往醫院。因為不是出遠門，身上沒帶辨識的證件，醫院無法第一時間通知家屬，直到母親開刀去世，才由警察局找到通知他們認屍。火化後，竟然發現了一支手術刀，因而引發一場懸疑的醫療爭議案件。

家屬先是打電話到醫院，詢問過幾次手術刀的事情，卻被無理的一些理由給回應打發，最後得到的回答竟然說母親是「過勞死」，將責任怪罪於家屬讓母親太勞累。為此，全家去醫院想問個清楚，醫方的態度仍然非常惡劣，把他們當作「奧客」對待，認為是想栽贓醫院要討錢，並且羞辱父親喝了酒還敢來，態度非常的敵對。

院長並對醫院內下了封口令，禁止討論此事，也把知道內情的護士逼迫離職。家屬對於疑問無法解決，反被羞辱，越發憤恨不平，誓言要醫院及醫師好看。

因此，他們找上了溝通許久最後願意以1元為他們打官司的律師，律師不斷地提醒他們：「打醫療官司的代價不小，也很艱辛。」但是為了要知道母親死亡的真相，無論如何都要查清楚。律師也叮嚀他們做好心理準備，一旦進入司法程序，追查母親的死因過程可能會很難受，而且，不管官司打贏或輸，母親都不會再回來了。

在訴訟過程中，真崎直一家果然如律師預告的遭受到巨大的阻撓，包括鄰居的側目，以及來自醫院的無情反擊。經過非常艱困的時光，慢慢地出現轉機，原本採高姿態的醫院，因為隱瞞的事實陸續被發現，最後醫院的外科部長，不得不在法庭上向真崎一家人深深鞠躬，表示歉意！

觀點反思　**傲慢與逃避，最終會撕裂信任與聲譽**

一件原本醫院可以誠懇檢討的案件，應該要針對出錯的部分公開揭露並道歉，雙方迅速弭平傷痛，謀求未來改進的對策。卻因為醫方態度的錯誤，此案件拖上數年的時間，讓真崎一家人用盡全部的心力，只為求得一個真相大白。

面對醫院遲來的道歉，家屬最終也沒有任何欣喜可言，因為，逝去的生命早已挽不回了！要知道，即使真相清楚後，對於家屬與醫方，其實都是另一個療癒過程的開始。

現象2. 臉書貼文——醫師怨氣中值得深思的觀點

曾經看到臉書上某位醫師針對醫療糾紛議題的留言，其大意如下：醫療糾紛大部分不是因為病人真正受傷害而提起，而是病人將醫療風險或品質不滿意的地方，誤認為是醫糾傷害。醫師真正的工作核心在於醫療技術，不是以學會溝通來減少醫療糾紛。這導致台灣變成一個只要病人不高興，就可以控告醫師的環境。

短短的一段貼文，道不盡的辛酸與灰心，但是，這件事情只有這樣的看法嗎？本書想回應貼文中4個觀點，依不同的角度提出其他的看法。

●醫療糾紛大多不是病人真正受傷害而提起。

首先想討論的是「受傷害」這個語詞，也許這位醫師想指的是「當醫療發生不良結果」可歸責於醫方，如果是的話，這已經達到成立法律上的過失要件。但是「醫療糾紛」不等於「醫療上有過失」，因此，絕對不可以混為一談。其次，這位醫師認為醫療糾紛中只要是醫療有過失，醫師會積極尋求和解、私下解決，剩下浮出檯面的醫糾病方，都不是「真正受傷害」，只是另有目的，而非真正的醫療過失案件，是非醫師過失造成的問題。

事實上，依法律的觀點，醫療過失不是那麼容易判斷的，也不純然是醫師自己就可以斷定的。這位醫師會有如此的想法，是因為認知於社會一般的看法，認為「真相」很簡單明瞭，而且只有「一個真相的框架」。但事實上，「真相」不是如此的單純，每個人心中的真相其實都不一樣。

醫療糾紛不會100％提起訴訟，一旦提起醫療糾紛訴訟的事件問題本質，各國情況都很類似，依日本的統計有96％的訴訟，是因為病方對醫師及醫院發生事情之後的態度感到生氣，這種傳統制式對待病方的方式，從前面《太陽不西沉》的例子可以看得很清楚，這種情況是醫護人員必須深思的地方：為什麼不需要特別學習，就會有這麼制式化、到處可見的反應及處理方式？深究其本質，正是人類共通的自然反應使然。要改變這樣的自然反應，唯有透過學習與協助，才可能改變觀念，轉為正向，不能一再任由這種不符合人道關懷的對立傷害發生在醫病之間。

衛生局功能之學習與進化

以前衛生局接到民眾申訴醫師時，會將民眾原文直接傳給醫師，再將醫師回覆直接傳給民眾。這種方式有如傳球，變成是一種傳聲筒，而且是官方的傳聲筒，常常造成醫病雙方關係更加惡化、破裂。

本公益信託舉辦的課程學習中，提到作為「中間人」不應直接將罵人、發牢騷的話傳球給另一方，而是要先回饋給本人確認，除了表示有人認真聽過他的話，牢騷發過了就好，接著要轉向，進一步思考他內心深處真正想要說的是什麼，經過轉換再傳遞給對方，才不會捲入是非、擴大事端，而達不到協助雙方弭平紛爭的目地。

經過我們的說明之後，有些衛生局所已經改變作法，值得讚許。

●病人將醫療風險或認知上品質不滿意的地方，誤認為是醫糾傷害，提起民事、刑事或協調。

觀點反思　有效溝通是必備能力

關於這段話，「協調」指的是什麼？不是很清楚，可能指的是包括調解、調處及院內交涉。如果包含院內程序，或許醫師的態度與溝通能力在這個階段就很重要。但是若不包含這個程序，則民事、刑事與調解，這些院外程序依各個重點不同，醫師的態度與溝通能力的重要性也各有不同。如果是民事庭，可以委託律師全權處理，醫師本人不需到庭，就屬法律攻防舉證問題，無關態度與溝通能力，也無關法官問題，而是律師的能力最重要。

至於會不會進入到院外程序，關鍵決定則在於醫院及醫師，他們面對醫糾對方的態度與溝通能力究竟如何，會大大影響糾紛的發展與結果。

探討事情若籠統沒有分清楚層次，以至於各說各話，造成失焦，就不可能提升、進展而有好結果。頂多只是發洩舒緩情緒，短期可以，長期則會因為無法改善問題，陷於惡性循環，無力感甚至心力交瘁日益嚴重。而且不當的發洩，更會造成複雜的副作用，讓問題更加惡化。

●醫師真正的核心在於醫療技術，不是以學會溝通來減少醫糾。

觀點反思　治癒疾病與關懷心靈

這位醫師認為只要醫療技術好，就不會有問題！在之前出的書《面對醫療糾紛，訴訟是最好的方法？》提到Cure和Care的差別，法律及醫療兩大最古老的專業，都已經在轉變想法了，如果想瞭解得更詳細，可參考原書。

而因循這位醫師的這種心態，認為開刀醫師與不開刀醫師，一個是Cure治癒疾病，一個是Care病人，因此開刀醫師優於不開刀醫師，技術重於溝通及笑臉，這樣的觀念，其實存在於不少醫事人員甚至是民眾之中，認為態度好的醫師，通常是醫術不高明的醫師；反之，醫術好的醫師通常很高傲，但事實真是如此嗎？某些醫生也許是這樣沒錯，但大多數疾病，尤其是近代重視的末期疾病，必須安寧緩和治療，醫生不僅要醫術專業，溝通力、同理心也一樣重要，絕對不能單以技術的心態來看待。

更重要的是，認為「溝通與笑笑的臉」很簡單，這意謂著內心瞧不起這種醫師，反映出技術優越的心態，認為自己只是不屑做而已，要做還不簡單。

我們曾經遇到有發言主導權的醫師，在我們演講「溝通關懷」重要性的場合，說出：「溝通很重要，我常常在教學生。」言下之意是：「我懂很多，要不是被逼來的，我哪還需要來上這種課！」但是，經過2天的課程，包含角色扮演的基礎課程之後，非常資深的護理界大老回饋說：「教了一輩子的溝通與關懷，今天才明瞭，原來溝通與關懷是要這樣教才真正有效果。」

真正的關懷，首要態度就是美國哲學教授米爾頓．梅爾沃夫（Milton Mayeroff）所說8大元素之1的「謙卑」，如果自以為是，絕對無法成長，更無法關懷他人。若自認為是溝通專家而不再精進，恐怕只會停留在技術層面，膚淺而無法深入學習「內化的溝通」。因此，人際關係最重要的是「3C」，有人強調「溝通、溝通、溝通」（Communication），我們則更加強調「關懷、關懷、關懷」（Caring）。

●台灣現在變成一個莫名其妙、只要不高興就可以告醫師的環境。

觀點反思 **抱怨過去不如前瞻未來**

此句話反映出這位醫師無法看到趨勢，不能接受現況，認為現況不好都是別人的責任。時代在改變，趨勢已經成形，無人能擋，若以不變應萬變，只會被時代巨輪淹沒。再者就是「不高興就可以告醫師」，這件事依法律的規定並沒有什麼不對，醫方要好好把思考焦點放在怎樣處理「病方的不高興」，思考「為什麼病方會不高興」，以及被提告之後的程序、避免濫告、注意訴訟成本問題，以及積極尋求訴訟外更和諧、合宜的其他解決方法。還有要注意，制度上考量不周，雖然無關醫師本身之責任，但施行時，政策面也沒有針對這些問題去加以改善，是造成困境更加惡化的另一大原因。

現象3. 社會偏見——根深蒂固的標籤與刻版印象

許多人都覺得醫療糾紛的病方「都是來要錢的！」「我沒看過不是要錢的！」這些人說話態度之堅決，彷彿只要誰敢說不是這樣，就要跟他拼命似的。但是，這樣的態度，真的對處理醫療糾紛有幫助嗎？

這是所謂的「認知框架」，一旦形成以後很難打破。假設100位病方之中有1位並不是只來要錢的，但是醫師卻以這種認知心態去對應，仍舊以「都是純要錢」的人去看待，就會失去原本可以好好溝通、改善醫病關係、交流訊息的機會。

當一個人無法開放心胸，始終偏執的去看事情時，即使遇見不是純要錢的病方，也會沒有辦法意會和理解到差異，仍會用自己認定的想法去套住他。這種牢不可破的認知框架，就是破壞醫病關係的禍根之一。

世界各國每天都有許多醫糾案件以訴訟方式在處理，這些都是因為沒有即時發現病方釋出的善意，而錯失了雙方改善關係的良機，最後仍以訴訟的結局收場，誠屬可惜。

三、非理想互動，4種失去信任的傳統缺失

當醫療衝突鬧大到難以溝通彌平，甚至需要院外的支援來協助調解時，醫院對於病方首要的處理方式，通常傳統上有幾種不當的做法：

① 誘導式和解——只求調解成果績效

台灣醫糾調解的方式以「評價式」為主，也就是先問對錯，再看怎麼調解。調解委員的心態常常是以自我為中心來「喬事情」，有時會使出一些手段，如誘導雙方促成調解程序的和解，一方面將找到的問題告訴醫方：「如果不和解，上了法院恐怕會有事喔！」另一方面又告訴病方：「這個問題去法院是沒有用的，如果和解還有些補償。」這種方式，主要只是對調解員的績效有利之解決模式。

② 醫學檢討教訓——關門教子或逐出師門

醫方大老常以「醫學檢討」的方式教導後進，嚴厲對待發生醫療糾紛的醫方，覺得沒有好好再教育醫師不行，一定要給一點教訓。但是，醫療過程複雜，又常常沒有標準答案，且事後之明，要挑毛病實在太容易了，有些問題實非醫方疏失或原因不明確，若動輒得咎，會給醫護人員帶來委屈和無奈感。

③心存定見的律師——挑毛病、找漏洞、拿錢擺平

律師常以法律眼光極盡所能的挑毛病，或以專業權威誘導當事人，盡可能朝向他所期望的調解方向來配合，這也是為何醫方當事人視現行調解為畏途的一大原因。另外，現場進行調解的氣氛，以及人身安全的保障等等，都是要考量的因素，還有很大的改進空間。

④和解簽約陷阱多——套牢懵懂無助的病方

有法學教授曾經分享調解糾紛的經驗：每次談好了就要趕快讓雙方簽章，因為當事人簽好後常常隔天就後悔了，為了怕「夜長夢多」事後反悔，絕對要半推半就，迅速讓雙方簽下和解書。

這確實是現況，是以評判的評價式調解進行的方式。如果以「促進式」甚至是「治療式」調解，考量就完全不一樣，主要會先協助讓病、醫雙方自己理解情況，並提出解決方案，在雙方認知有共識且合意的情況下，才會去簽和解書，才不會有反悔的問題，如此，後續也必定能夠完全執行簽約的內容，不易出差錯。

四、經驗累積摸索有成的本土案例

台灣長期以來醫療糾紛的處理方式，一直都是雙方對立的模式，還未普遍實踐院內「第3方調解」的措施。經過這幾年醫界之間的經驗交流分享，我們也得知有些人藉由經驗累積，摸索出值得學習的糾紛處理方式，或是能對病方作出真誠的回應，勇敢面對問題，雖然受到責難，但還能修復彼此間的關係。以下幾則案例值得我們參考學習：

Case Study 1 有心就有力——未受專業訓練仍成功調解之案例

這是一位沒有接受過溝通關懷教育訓練，但自行找出中立性做法，成功調解醫療糾紛的臺灣醫師實例。

在一場醫療糾紛人員的培訓研習會上，某位醫界相當有輩分的醫師分享了一則故事：在幾年前，他是負責院內醫療糾紛處理小組的主任委員，任期將至之時，有一案例已經長達5年以上，是前任醫糾主委也沒有解決的案子。醫療糾紛雙方當事人都是他所認識的好人，經過瞭解案情後，確認是因為雙方堅持己見無法和解，至今彼此都持續過著煎熬的日子，他感覺非常的難過，因此一直掛心此案。即使卸任後，基於不忍的憐憫心，仍持續與雙方一一來回接觸，費盡苦心，當遇到阻力時，就先放著，過一陣子再去努力。就這麼不棄不離，2年後終於成功勸服雙方和解，他自己也非常欣慰。

常言道：「救人一命勝造七級浮屠。」本案等於一次拯救了多位靈魂得到解脫，救人靈魂更勝救命，功德十倍百倍。這位調解員本身雖然沒有特別學習中立性、建立關係、關懷溝通、協助雙方放下心結等關鍵知識，但卻能做到符合上述「中立性」的舉止，並完成良善的結果，妥善處理院內醫療爭議的案子，非常值得稱許。

成功關鍵 溝通關懷員以院內人士最佳

這個案例也證明「中立性」必須存在於院內溝通關懷的制度中，雖然同為醫院內的員工，但身為第3者，立場卻依然可以做到中立，達到溝通關懷的結果。雖然要做到「中立性」並取得雙方信賴不容易，但確實有些人天分能夠做好，這種天才不可多得。多數一般人還是需要靠有系統的學習過程來培育，才能達成一定的程度來自助和助人。

再者，中立性的關鍵在信任，要取得雙方信任並不難，傾聽和覺察等支援力前面皆已說明，然而，心態是最重要的關鍵，也是最基本的要求。如果沒有真誠的態度，不是真正的關心對方，那任何的技巧都是虛偽不實的，「中立性」的成效就無法建立。

取得病方的信任，基本上比取得醫方的信任簡單容易。難是難在取得醫院及醫方的信任，雖然同為院內的一員，要建立院內人員的互相信任與關懷，反而非常不容易，必須更付出心力，精進的運用技巧，才有可能達到。

我們認為，雖然同仁間彼此多所疑慮，但是以院內同仁做為溝通調解員也有其優勢，因為會比較瞭解醫院內的文化習慣與作風，容易進入情況，可立即啟動運作模式，及時把握時機做初步的關懷，時效性、便利性與熟悉度等都是優點。

如果只因擔心同為醫院人士，可能會「中立性」不足，而請院外人士來擔任溝通關懷調解員，則剛才所說的熟悉院內之優勢都會因此消失。

當然，由院外人士來協助，並不意味著就完全不利於醫療爭議的改善，但是並非最好的方式。無論如何，院方都應先建立好院內處理爭議的健全制度，不得已時，才由院外人士來協助處理。

Case Study 2 真誠揭露——手術殘留紗布在體內的重大疏失

私下交換經驗時，某診所醫師提到自己曾經經歷過的醫療過失案例：曾有位婦女經由診所開刀出院後，某天腹痛去其他醫院急診看病，結果X光顯示有紗布殘留體內，引起腹膜炎，必須再開刀手術拿出。該院醫師私下連絡診所醫師說明情況，想緊急處置，並瞞住病人及家屬取出紗布。

這位診所醫師從以前的經驗知道，紗布殘留體內而緊急開刀，後遺症很大，應該告訴病人及家屬實情，並先給予抗生素治療，等病情穩定再開刀，才是對病人較好的處置方式。因此，他感謝醫院醫師的好意，但也請醫院告知病人及家屬實情。關於這一點，醫院醫師雖然不高興，但也照做了。

想當然不久之後，病人家屬來診所大聲怒罵，並砸東西，護士嚇得無處躲，想要報警，但診所醫師制止了，並說讓他們洩憤消消氣吧！

成功關鍵 診所負責人勇於面對承擔責任

診所醫師選擇誠實面對，適度讓病方發洩，並真心誠意的道歉，最後雙方修復了關係，而且病人之後還是繼續到其診所看診。這種誠實面對的態度，便是美、澳等國推行的「開放性揭露」，開誠布公的說明醫療經過，對於錯誤之處誠意道歉。在台灣這樣的環境之下，有醫師能夠靠自己的信念做到這一點，誠然不易。

五、醫策會與衛生局政策推動輔導

目前台灣的醫療溝通關懷推展，政策上有醫策會在推動各醫療院所「關懷小組」的設置；在管理和監督上，由衛生局負責輔導與訪查。

① 對院內員工之關懷

對於醫院內員工的關懷，目前已做的努力包括「自我調適」以及「利用組織力量」，前者有正念、減壓等；後者有「團隊資源管理」（Team Resource Management，TRM）等支援力，近來更主張「增強耐力、彈力」（resilience）。

過去醫事人員碰到非預期的醫療事故，常會有的反應是「2d&f」：否認（deny）、防禦

（defense）及害怕（fear），如果不能正視這個問題去關懷協助，前面所做的努力都會徒勞無功，注定成效不彰。所以，正確且實質的關懷是很重要的。

②對病方的溝通關懷

至於醫療糾紛中「對病人的關懷」，於《醫療糾紛處理辦法》及《補償條例草案》第4條納入關懷小組或專員規定後已展開討論，並於評鑑、督導、考核上開始進行。雖然草案未正式立法通過，但已經在大部分的醫院有「關懷小組」或「專員」之名稱，並有相關規定及運作之記錄。

至於實際落實之成效，據醫改會調查顯示——醫療爭議發生後，87%病家沒遇過院內關懷機制，可見目前此編制大多徒具其名，尚未真正落實。2015年11月，「生產事故救濟辦法」已經3讀通過，並於2016年7月實施，關懷小組或專員之規定正式見於法律，其效果尚待努力及觀察。

至於各縣市醫療主管機關的衛生局，要負責對各醫院成立之「醫療爭議關懷小組」進行輔導訪查，以大台北區（台北市、新北市、基隆市、宜蘭縣等）為例，至2016年止，已經進行了2年，每年訪查8～10家小型醫院，我們有幸參與擔任輔導訪查委員，得以看到許多醫院分享的寶貴經驗與資料。此舉對於醫療糾紛的處理與關懷小組的推動非常有幫助。

六、從生產事故救濟條例看關懷小組的設置

當病人或家屬認為有醫療糾紛時，代表醫病之間的信賴關係已經開始動搖，然而根據實際調查，多數情況下並非是醫師的醫療行為有疏失，而是因為醫病雙方間的溝通不良，或認知有差距。因此，在病人有需要時，「第一時間」即時的處理與提供協助至關重要。

有鑑於此，「醫療糾紛關懷小組」的制度應運而生，藉由建立一套醫療爭議事件的處理機制，除了能主動對於病方提供關懷支持與說明，亦能迅速處理相關爭議，預防糾紛擴大。

雖然關懷小組目前的法源依據僅有「生產事故救濟條例」，而非擴及全部醫療糾紛，但在現行政策的推動下，主管機關已積極輔導各醫療機構成立「醫療糾紛關懷小組」。有鑑於「生產事故救濟條例」極具參考價值，以下即針對本條例的規定進行分析討論：

① 關懷小組設置目標——讓醫病成為夥伴關係

為求解開癥結，而非說服撤訟

生產事故救濟條例中，希望醫院能達成「及時救濟」、「減少醫療糾紛」、「促進醫病關係」、「提升醫療品質」的目標。尤其在及時救濟部分，對於救濟對象的訴訟權會有一定的限制，因此，能間接減少醫療糾紛進入訴訟。

法令事典　女性生產安全事故救濟

生產事故救濟條例第1條規定：「為承擔女性的生產風險，國家建立救濟機制，確保產婦、胎兒及新生兒於生產過程中發生事故時，能獲得及時救濟，減少醫療糾紛，促進產婦與醫事人員之夥伴關係，並提升女性生育健康及安全，特制定本條例。」但如果認為設立關懷小組的主要目的，就是為了減少醫療糾紛的話，反而會忽視了關懷的目的，其實是希望能修補醫病之間的不信任，嘗試重新連結醫師與病人間的關係。

因此，關懷小組的重點在於「如何再次促進醫病間的對話」，而不在於強調如何藉由關懷小組來減少醫療糾紛。如果能因關懷病方而化解醫療爭議，減少醫療糾紛的話，其實僅能說是一種間接利益，是良善的溝通所獲致的結果，而非刻意設計對話，誘使病患放棄訴訟。

為何關懷小組的設立目的如此重要，關鍵在於如果關懷的主要目的是為了減少醫療糾紛，實行起來會將重點放在「如何達成和解」，如此將可能忽略醫病間真正的問題，違反了設立關懷小組的本質。

關懷小組本身是一個平台，讓醫病雙方能夠好好對話，且及時提供病方所需要的協助。如果僅以「達成和解率」或「減少訴訟率」來衡量關懷小組的績效，反而偏離了關懷的主要目的，無法讓關懷小組真正發揮應有的功能。

當關懷是出自於真心誠意時，才有重新促進醫病間對話的可能，透過這樣的努力，盡量修補破裂的醫病關係，即使最後醫療爭議事件仍有可能進入訴訟程序，但並非這樣就表示關懷小組的作為是失敗或沒有功效的。

②多元專業團隊組成——提供全方位的關懷服務

關懷小組之成員，應該包含法律、醫學、心理、社會工作等相關專業人員，跨領域的團隊組成，目的是為了提供全方位的關懷服務。當發生醫療爭議事件時，事件背後可能有許多需要提供協助的地方，而這些都需要關懷小組裡的各個專業成員用不同的視角，一點一滴的發覺與努力，才能重新建立醫病關係的信任。

在過去，當有醫療糾紛時，醫院常先派出社工師來安撫病方的情緒，必要時再請法務與病方進行協商、談判，但如此一來，形式上雖是以關懷為名義，實質上卻在於如何讓雙方達成金錢上的和解。目前透過多面性的專業團隊組成，即是希望不再將關懷侷限在「達成和解」這件事情上，而是竭盡可能的運用相關資源，協助醫病雙方重新站起來。藉由說明、溝通、提供協助及關懷服務，給予真正實質的幫助，才是設置一個跨領域團隊的主要目的。

跨領域專業的橫向串聯

跨領域團隊的組成，也可能面臨各部門聯繫溝通上的問題，導致彼此分工不明，事倍功半。要解決此問題，必須有賴於單位主管的指揮及「橫向串聯」——建立相關處理流程，明確分派任務，積極追蹤個案與定期檢討缺失。才能讓關懷小組的跨領域團隊運作順暢，彼此相輔相成。

③持續性互動功能──追求零代溝的永恆真誠

依本條例的規定，關懷小組的功能包括說明、溝通、提供協助以及關懷服務，這4種功能各有一些區別，簡單說明如下：

說明──把話說清楚，而非說服對方

在關懷小組處理醫糾的過程中，首先要面臨的是醫病之間認知的落差，彼此對於醫學專業知識的瞭解和認定會有所不同：就病方而言，可能會認為病人本來都好好的，怎麼會突然有併發症？因此質疑是不是有醫療疏失，或者家屬認為這應該是簡單的小手術，怎麼手術結果會不如預期？然而，醫學終究有其不確定性及醫療風險存在，即使在排除醫療疏失的情況下，任何醫療行為仍無法完全保證能治療成功。當病方未瞭解這一點時，很容易將不如預期的結果，歸咎於醫師及其團隊。

關懷小組必須謹慎地、淺白地說明整個醫療過程，以及對於病歷或相關醫學檢查報告做清楚

的解釋，盡量讓病方能理解醫師對於病人所做的努力，彌平雙方對於醫學認知的分歧。

此外，向病方說明，並非是「說服」其接受結果，如果病方一時之間無法接受，醫方卻又強迫其接受結果，反而可能適得其反。因此，關懷小組必須能接納包容病方憤怒的情緒，選擇在適當的情況下再進行說明，對話才能有實質的開展。

溝通——釐清事實，確認需求

溝通是醫病間的雙向互動，不論是釐清事實、解答問題、瞭解需求，甚至是討論和解等，都必須經由雙向溝通，讓彼此瞭解各自的立場，進一步在溝通過程中達成一定的共識，這是促進對話不可或缺的一環。

如果其中一方不願意溝通，或拒絕溝通，事實上雙方將可能處在各說各話的情況，無法有效交集，更無法重新展開對話，遑論修補醫病關係。因此，溝通的前提是雙方願意互相傾聽，理解彼此的立場，方能將自身立場及想法盡量傳達給對方，並展開有效的溝通對話。

提供協助——第一時間的援助最有力量

當病方遇到醫療糾紛時，關懷小組若能第一時間提供相關協助，將能有效降低病方憤怒不安的情緒。尤其協助是多面向的，此部分與關懷小組的跨領域組成息息相關，不管是後續醫療、申請補助、心理諮詢或提供法律協助，在提供病方相關資訊的同時，病方同樣也會逐漸感受到醫院的善意，當病方在不安無助的情況下，醫院能適時給予支持協助，或許就能有效促進溝通對話的意願。即使病方表明不願接受任何協助，但醫院仍應詢問是否需要相關協助。

關懷服務——修補情感創傷與信任裂痕

關懷服務並非僅是形式上的關懷，而是必須透過學習、進修，習得相關技巧後，包容與理解病方憤怒、不安及焦慮的情緒，進一步探索其深層的需求，並發自內心的給予心理上的支持。

關懷的目的，絕非僅僅是為了「解決」醫療糾紛，而是讓醫病雙方都能經由關懷小組的努力，重新思考再次對話的可能性，當有對話可能性存在時，才能有機會修補破裂的醫病關係。

法令事典

溝通言行之法律效力

依據生產事故救濟條例第6條規定：「依本章規定進行說明、溝通、提供協助或關懷服務過程中，醫事人員或其代理人所為遺憾、道歉或相類似之陳述，不得採為相關訴訟之證據或裁判基礎。」依據本條的立法目的，在於使醫事人員或其代理人於醫療糾紛發生時，勇於向病患或家屬表達歉意，和緩醫病關係，避免因摩擦而使醫療糾紛衍生為訴訟事件，期盼能創造醫病關係雙贏。本條規定也希望鼓勵醫事人員能夠主動向病方表達善意，且能夠無後顧之憂，不需擔心溝通道歉的言行是否會造成未來訴訟上的不利效果。

④ 關懷的主要對象——病人和醫方都可能是受害者

依生產事故救濟條例規定，關懷小組需負責向產婦、家屬或其代理人說明、溝通，並提供協助及關懷服務。事實上，關懷小組的關懷對象，並不應該僅限於病方或其家屬，在醫療爭議事件中，醫師及整個醫療團隊與病人之間，都會在這個過程中承受極大的壓力。

尤其醫師遇到醫療糾紛，仍必須謹守職業本分，努力為其他病人提供醫療服務，但是醫療糾紛的處理過程通常都是漫長且辛苦的，在面臨這樣的壓力之下，醫師在從事醫療行為時，可能就會相對的保守，甚至採取防御性醫療，或是建議高風險的病人轉診至他院，以避免再次發生醫療糾紛。

醫糾的隱性風險——內外婦兒4大皆空

在這樣險峻的醫療環境下，醫療糾紛的隱形成本，實際上已悄悄轉由其他病人承擔。顯而易見的是，醫療糾紛較高風險的專科在招募新進醫師時，面臨相當大的困難，更有許多原任的醫師轉為從事醫美工作，導致所謂「內、外、婦、兒」科4大皆空的情形。

因此，關懷小組所要關懷的對象並非僅有病方而已，對於醫事人員同樣也需要關懷和提供協助，幫助醫護人員強化其心理建設，能夠堅強面對之後職業生涯的醫療糾紛。

然而，怎樣的關懷，才能對醫事人員有所幫助呢？事實上並沒有一定的答案，例如有些醫師希望全權交由醫院代為處理；有些醫師希望能掌握相關處理的狀況；有些醫師會因為醫療糾紛而面臨心理低潮。關懷小組在處理相關事件時，如何給予醫師實質上的關懷，須視每位醫師的不同狀況而有所因應。當能給予實際上的支持性，醫師自然會有勇氣面對當前的困難。

更重要的是，除了關懷小組的努力外，醫院政策的支持也是至關重要的一環。當醫院重視院內員工，願意給予每一位醫事人員保護與依靠時，關懷小組才能真正有所發揮，提供實質幫助。

解讀憤怒裡的求救密碼

發生醫療糾紛時，病人或其家屬初期的反應，通常都是希望能找出真相、要求醫院道歉負責，病人或家屬多認為這不是要醫院賠錢的問題，而是針對身體受到痛苦，或是失去親人的悲痛，要醫院給個交代，要醫院解釋為什麼會有醫療疏失的情況發生。

病人或家屬的情緒通常都帶著憤怒，在病方這樣憤怒的情緒下，如果醫師知道自己的醫療過程沒有任何疏失，持續想說服病方接受結果時，病方可能會覺得是醫師在推卸責任，甚至可能再次被激怒，讓醫療爭議越來越擴大。因此，在遇到醫療糾紛時，要先能理解和包容病方憤怒的情緒，當有這樣的理解時，才能試著去聆聽病方憤怒的言語間，到底真正想要說的是什麼。

憤怒通常都不是當事人最主要的情緒，憤怒的背後，往往會隱藏著自責、後悔、不安這種深層的情感。而關懷小組在面對病方時，必須學習如何感同身受，接納病方這些情感，並且協助他們重新站起來，接受專業觀點的心理建設。換言之，關懷小組在進行說明、溝通、提供協助及關懷服務時，是以怎樣的態度來面對病人或家屬，就顯得相當重要。

給予雙方對話的勇氣

在醫療糾紛當中，醫師也可能是受害者。常常可以看到醫師不希望再去面對病方，希望全權交由醫院處理，從這裡可以發現，醫師在面對醫療糾紛時，其實受到很大的壓力，甚至是徬徨無助的。

因此，在關懷服務過程中，關懷小組並不只是單方面給予病方關懷而已，給予醫事人員關懷與心理支持同樣重要，這部分不論是醫院的政策、社工人員的支持協助等，都可以讓醫師覺得自己不是一個人在面對問題。當他感受到背後有力量在支持他時，才能讓醫師鼓起勇氣面對病方，與其溝通。

在醫院內進行調解時，現場的醫病雙方可能一時聽不進對方說的話，這時就需要關懷小組的成員作為中間溝通的橋樑，藉由適當的提出問題，試著讓對方說出內心的情感、煩惱，另一方在聆聽的同時，內心的想法可能也會有一些改變，這些心裡小小的改變累積起來，都有可能是「重建關係」的關鍵。換句話說，**關懷小組並不是院內調解的主角，而是試著讓醫病雙方當事人能夠重新對話、修補醫病關係的橋梁。**

當然，並不是只要有關懷小組，就不會再有醫療糾紛。這全要看關懷小組能不能在醫療爭議事件發生的初期，即刻提供雙方適時的協助，創造一個善意對話的平台，盡量讓雙方能夠互相對話、瞭解彼此的想法與立場，而不是放任問題成為訴訟事件，彼此在法庭上惡言相向。同時，「解決醫療糾紛」並不是關懷小組最主要的目的跟效果，能不能試著「重新建立信賴關係」才是重點。縱然有關懷小組的設立，仍可能會遇到醫療訴訟案件的問題，但是在進入訴訟前，透過這樣的對話平台，盡量去修補病方和醫方之間的關係，仍然是關懷小組要持續不斷努力與嘗試的目標。

七、檢討修正台灣醫糾調解之專業證照及培訓不足

對於調解，不管是學者或實務家，大都不太清楚「治療式調解」是什麼。少部分家事調解會提到，但是也並非那麼純熟，且還沒有一套系統式的教學。近年來提倡「修復式正義」，也會論及關懷、敘事及心理治療，但一樣都未有融會貫通得以實務操作的系統教學。

目前絕大多數學者所寫的論文，以及形諸法律的文字，都還限於「評價式」及「促進式」2

種，且沒有連續性分法的概念，這些技巧太過於2分法，也缺乏其他調解概念的融入，因此不是那麼理想。我們在此將各項優點匯集調整，擬出適合目前依循的大方向：

① 多元調解模式各取其長

實際上「評價式」或「促進式」的調解概念，不應該只以有無擬定辦法或提出建議來分別。調解是重於技巧及溝通的解決途徑，應該把促進式調解與評價式調解2種調和，結合優點。當然，如果能學得更多方法，視情況來運用，是最好的辦法，國外實務上就常有使用2種或多種調解方法搭配應用的情形。

法令事典

醫療糾紛調解4項法規

醫療糾紛調解或調處，有關的規範中有4條法規：衛福部的醫療爭議調處作業要點第9點；台北市則訂有自治條例第16條：「調處委員依案件性質、當事人期望、迅速調處等必要性考量，決定程序引導當事人達成調處。」；另外還有民事訴訟法第

414條、鄉鎮市調解條例第22條。

醫糾調解相關的這4條規範上，其中依學者之見認為第1條是「促進式」，後2條是「評價式」。對於台北市自治條例，該學者未表示意見，但依其看法推論是屬於「促進式」。依效力上來分，前2者為主管機關之調處，成立的效力為和解契約，僅具司法上的拘束力；後2者，一為訴訟前置調解，達成之和解契約被賦予與確定判決同一效力，後者則是經法院核定之民事調解，與民事確定判決有同一效力。

如果關懷調解的專業化不足，技術不純熟，反而會直接導致醫病雙方的信任度破壞，惡性循環，讓病方視調解為畏途。因此，在調解的理論及實務上，冀望能建立完整體系與教學模式，專業化訓練、證書及教育制度都非常重要。我們提出「混合型調解模式」以及「角色扮演實務演練」，就是希望能依據個案彈性調整做法，具體的提升調解效益。

② 醫院溝通調解尚未落實

院內溝通調解的機制，係由日本法學部和田仁孝教授、醫學部中西淑美副教授，以及兒子因醫療失誤致死的佐佐木太太3人共同創立，主要理論有3大方面，包括「衝突管理」、「敘事著手」、「關懷基礎」，主要是在醫療院所之內對事件展開實質、中立的關懷溝通與調解，也稱之為「醫療院內ADR型態」。

醫療院內調解模式在美、英、法、日等國，均已有良好的發展及績效（參見表二），而臺灣醫療界這4年多（2013起）經由我們公益信託（簡稱CDPET）積極的推廣，已開展為溝通式關懷。

表二：海外對應人才與促進溝通調解之活用

	日本	法國	英國	美國密西根大／賓州／CRP
稱呼	醫療對話仲介者	醫院調解員 Mediator Hopital	1.申訴管理官（Complaint Manager） 2.PALS 病人聯絡諮詢處（Patient Advice & Liaison Service）	1. 安全管理員 2. 病人權益
擔當人	醫療職 事務職 社福職	醫療職	1. 醫療職 2. 事務職	1. 醫療職 2. 事務職
促進溝通調解活用	活用（普及過程）	活用	綜合技能活用	綜合技能活用
義務化	診療報酬	配置上法義務化	配置上法義務化	兼職

○台灣：醫療者繼續教育機關促進溝通調解員研修模式2013年開始引進

在這基礎之上，我們提出「關懷式調解模式」，期待這樣的推廣能在臺灣扎根，開花結果，並希望能夠立法，建立院內溝通關懷之調解機制，促成安心、安全的醫療環境，以解決醫療崩壞、醫事人員心力交瘁惡性循環之無奈。

3 掌握溝通關懷最佳切入時機

溝通關懷是動態發始、持續關懷、隨機起動的思維。絕非在發生醫療事故時，才單純地開始想到發動溝通關懷員去處理事故的調解。正確的應用，大致可以分為7個最佳切入時機：

Step 1 醫療行為前之說明溝通

在說明溝通時，醫方如果能採行「以病方為主」的溝通意識及技巧，便能很容易的形成雙方對醫療決定的共識，減少或預防日後糾紛的產生。此種以病方為主的溝通意識及技巧，可於溝通關懷相關學習而得。

Step 2 早期覺察醫病嫌隙時

人際關係早期的裂痕通常不明顯，學習人際溝通關懷的3大技巧之一「察覺力」，可以提升發現問題的能力，及早看到歧異點，及時介入，發揮預防與緩和的作用。

Step 3 具體爭議開始浮現

當與病方出現爭議，醫方若習得溝通調解能力，則可以傾聽病方，並給予同理心的支持、分析其隱藏的想法與欲求，嘗試促進溝通，有助於防止問題繼續擴大，促使雙方及早達成共識。

Step 4 爭議需要院內第3人現場介入

曾經習得溝通調解之院內同仁，可以在醫糾浮現時傾聽醫病雙方、給予同理心的支持、分析雙方各自隱藏的欲求，並嘗試促進溝通，協助雙方達成共識。

Step 5 牽涉安全與賠償大問題，需院方出面

遇到較大型的醫療案件，仍以院內訓練有素之溝通調解員出面協助，對雙方展開傾聽、同理心的支持、分析雙方各自隱藏的欲求，將重要訊息傳遞給高層，再持續進行後續階段的關懷，促進雙方溝通以達成共識，在適當時機，安排院方高層出面回應和合作調解。

Step 6 爭議事件擴大至院外調處

在這階段，仍需第3方溝通調解員出面對雙方傾聽、同理心的支持、分析雙方各自隱藏的欲

求，並嘗試促進溝通以達成雙方共識，作為調處、調解之前置作業，彌平雙方情緒上之不滿或害怕，為後續調處或調解作準備，以提高成功率，或化解部分爭執，減少爭議項目及爭議強度。

Step 7 進入訴訟程序

即使進入訴訟階段，之前已經與雙方建立信賴關係的溝通調解員，仍然可以持續陪伴雙方，安慰及協助心理層面的療癒，去除情緒影響。如此有助於使問題簡單化，最後朝向修復雙方破裂關係之可能性去努力。

4 引進台灣4年多之調解經驗與展望

從2103年1月開始，在台灣參與醫療糾紛相關的多種活動4年多，這些活動包括以下5種型式：

課程學習

相關課程包括2天的基礎課程訓練學員、一般概念講師培訓、醫學院及法學院學生講座、醫院理念推廣演講、座談會及小型半天體驗式課程等。

實務工作

實際參與台北市衛生局及台北地院醫療糾紛調解委員、醫療爭議之醫院輔導訪查等。

政策及評鑑

參與掌管醫院評鑑及醫事人員再教育工作，如財團法人醫院評鑑暨醫療品質策進會（簡稱醫策會）之醫療爭議關懷小組的推動、衛生局輔導訪查醫院醫療爭議關懷小組之設立及運作，以及多方請教先進、交換意見等。

國內外交流

除了積極將此理念、課程與實務融入臺灣醫療環境內，我們還持續與國內外交流，如台北地檢署修復式司法促進者、東吳大學法學院、嶺東科技大學法學研究所及推廣部等。另外也與國際接軌，吸納更多醫糾案例之實務應用法與新觀念。

成立講師共識營

舉辦包含讀書會、外賓演講、案例討論等之共識營，持續關懷、支持、促進核心人員成長，並強化組織以進一步推廣。

⑤ 實踐溝通關懷的迫切性與建議

台灣的醫療現況，醫事人員身心緊繃的狀態實已非常急迫，亟待政策整合、多方積極介入改善。以溝通關懷層面而言，針對的是醫事人員的過勞（或稱心力交瘁），及面對來自病方的要求、責難與暴力事件等，皆為第一需要處理的要務。因為這些問題和壓力，不只是眼前的困難，更會造成重災區科別醫療人力排擠的現象，導致人力匱乏的惡性循環，若任其日益嚴重將會難以挽回。（請參見拙著「醫事人員心力交瘁問題（一）～（四）」，分別刊登於《月旦醫事法報告》第2、6、7、8期）

即使如美國投入大量的人力、物力於醫療上，仍有醫師過勞日益增加之問題，足見醫療改革之難，不可小覷。

溝通關懷理念與技巧，可以轉變認知、建立團隊夥伴互相成長、扭轉負向能量成為正向，從而迅速有效的改善過勞問題。

重建仁心仁術的醫療價值觀

藉由轉變「奧客」與「傲醫」、「難喬的病人」與「過勞的醫事人員」之間的誤解，解開本位主義，才能開啟溝通及互相關懷之良性循環。在觀念轉變上，這樣的衝突管理，是將原本雙方對立時的「合理化」（自認倒楣、自認為是受害者）或「妖魔化」（憤恨有理、將對方視為加害者），轉變為有建設性的互相溝通、理解及提升。

中立取代對立，關懷取代官司

簡言之，要做到這樣的衝突管理，也就是關懷及敘事著手的體現，正是我們培訓溝通關懷人員的3大體系基礎。再者，中立性的問題，也是台灣各界對ADR理念缺乏深入理解的普遍現象，拙著對此亦有著墨（參見拙著《台灣醫界》2017年60卷第5期第38～41頁），我們將持續不斷的努力，從理念及實務雙項深入探討，若能再加上完善的立法及政策支持這個培訓及理念，將會更有效的改善醫療環境及醫事人員之困境。

儘管台灣對於改善病人的安全、提升醫療品質，已有相關的認知與因應的政策，然其成效卻不如預期，相反的醫糾問題愈趨嚴重，醫院暴力頻傳。醫界原本期待用修法來作為改善防止的對策，然此政策用錯了方向與力氣，不但徒增醫病的對立，並且反而加速了醫療崩壞的慘劇。唯有藉由「關懷調解」這個重要課題的再學習，才是恢復醫療品質的根本辦法。

Part 3

糾紛處理目標，誠意和談非誘導和解

對病人來說，比錢更重要的是真相、道歉與支援

第六章　狀況出現！及早熟悉溝通關懷實務運作

☺衝突管理，醫病、同仁糾紛都能派上用場

一、當收到「客訴意見單」的第一時間

大部分的醫療人員收到措辭嚴厲的客訴意見時，共同的感覺可能是驚訝、沮喪、生氣、不安、無助，嚴重者可能會直接影響工作的情緒，甚影響到後續服務病患的醫療品質。這些負面情緒的背後，反映了直覺的觀點，亦或許是常年來不一定客觀的認知框架。

① 一被抱怨，就抓狂失落嗎？傾聽自己的心聲

◆驚訝不解：認為自己已盡心盡力照顧病人，無法接受病患的抱怨。

◆沮喪失落：失去原有對工作的熱情，質疑自己的專業能力。

- **生氣難過**：病人單向的敘事，引起醫療人員啟動自我防衛機制，使醫療人員的情緒高漲，築起與病患之間不信任感的高牆。
- **緊張焦慮**：面對可能需要接受管理階層的調查程序，內心感到憂心不已。
- **無助不安**：來自服務單位的同儕壓力或過度關心，覺得無法被理解。

事實上，上述所列舉的僅是醫療人員在得知被客訴時，第一時間冰山一角的反應，隨著病患疾病的嚴重程度、事件的複雜變化、牽涉人員多寡和層級等因素，都會深深影響醫療人員的情緒和工作表現，影響時間有可能從數週到長達數年。

多數醫療人員都同意，**病患的抱怨與意見，是醫療機構能持續改善品質的重要訊息來源**，也是當今醫療院所建構「以病人為中心」的精神中不能被忽視的一環。因此，若是客訴案件沒有被妥善分析處理，醫療機構就可能錯失來自病方真實且寶貴的改善機會，同時破壞了彼此間的信任，對治療和經營都會造成影響。

② 學會調整情緒再出發

透過系統性的學習，大腦如同篩子一般，可以過濾掉雜訊，針對對方話語中的重點來思考，排除負面的感受或不必要的擔心。

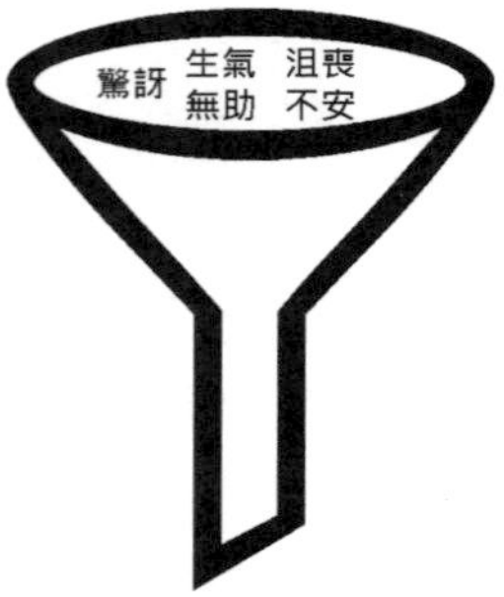

告別對立，走向對話。

受過專業關懷溝通訓練後，遇到病人抱怨時，第一時間不要慌張或生氣，你可以用以下3步驟來回應：

表達遺憾

真誠的表達對事件的同情、遺憾。

耐心傾聽

透過誠心的傾聽，使病患覺得自己的不滿與擔憂能被理解，情緒也在對話進行中逐漸獲得釋放，雙方重新聚焦，找到彼此進一步對話的方向。

提供訊息

回應病方，將已經發生無法改變的事實，轉換成未來可以進步改善的方向。

二、醫療客訴實際案例分析探討

目前大多數的醫院採取這樣的流程：醫院在接到醫療糾紛的通報後，是以「醫療爭議事件」來處理，必須先迅速確認醫院這方面的醫療過程是否有瑕疵或疏失。首先，經院內醫療團隊開會，並由主治醫師詳細說明案件治療過程，再度確認是否完全尊重醫療指引，以及尊重個案自己的醫療決定。另外，還要再確認主治醫師是否也在醫療之前，對病患全程說明醫療責任和預後狀況，並在病歷上清楚寫明註記，等確定病人與家屬應該都很清楚，才決定自己的醫療決策。

先瞭解醫方內部的情況，接下來的步驟和處理手法，雖然都是秉持溝通關懷之原則，但必須依照每個糾紛衝突案例之差異性，彈性運用各種手法和拿捏輕重緩急。

Case Study 1 放不下的自責——難以接受酗酒獨子肝癌病逝

一位搬運公司之主管，長期來有嗜酒習慣，因察覺自己臉色及膚色發黃、暗沉且容易疲倦，於是到國內某大醫學中心作全身檢查，確診為肝硬化。在醫學中心住院期間，友人及病友介紹國內一所區域型醫院的消化外科醫師，病患即由母親陪同至該醫院求治。

病患到該院前，因病情變化已出現肝器官惡性腫瘤，醫師即召開家屬座談會，明確告知病程及預後可能的結果，病患與醫師決定作1次酒精栓塞療程，此一療程完成後效果良好，使這位病患更確信醫師可以治癒他的癌症。

經過半年後，病患又因疾病定期追蹤，發現肝又長腫瘤，且狀況不好，醫師將病況明確告知他及家屬，並說明會將病患轉安寧共照。至此病患情緒低落，偶爾會在病房偷偷飲酒，並要求醫師再次協助作酒精栓篩療程，醫師亦告知再次的酒精栓塞恐怕效果不彰，但病患強烈要求，希望醫師能再給他一次機會。

此次作完酒精栓塞效果不良，住院期間，病患的腹水一直存在，且會疼痛，此時病情已不佳，院方於是協助病患轉會安寧共照。病患經常要護理人員幫忙施打止痛針劑，但母親又會跟護理人員說這樣一直施打會上癮，造成病患與母親在病房常有互相矛盾的意見，讓照顧的醫護人員大感為難。後來，母親覺得此醫院無法治癒兒子的癌病，堅持轉至大醫院求診，此病患於2週後病逝大醫院。1週之後，此病患母親與妹妹來到醫院陳情。

✲ 特殊病人的長期觀察

遇到這種情況，包括病情嚴重、有不良嗜好、對治療不配合、病人與家屬意見不同、中途轉院等等，這類病人都可能是潛在的醫糾對象。因此，醫護人員和關懷小組應該在初診後，即對此類病人具有危機意識，在治療過程中，一點一滴對病患背景做深入的瞭解，並記錄下來，做為溝通或有糾紛時必要的分析資訊。病人個案評估和背景資料，觀察記錄的重點包括角色（roles）、反應（reactions）、關係（relationships）、資源（resources）4項重點，可以整理如下樣式：

【病人個案資料卡】以本案為例

記錄項目	個案情況
◆**角色**（roles） 工作與家庭概況	病人32歲，未婚，與母親及已婚的姐姐、姐夫一家同住，原為搬家公司之主管，之前亦曾在國內某大飯店工作，是一名認真的中菜廚師，與人互動良好，社交網絡活躍。
◆**反應**（reactions） 罹病原因及改變	病人罹病後，個性由外向活潑轉為內向，不喜歡與他人互動，但對於原先的酗酒習慣未改變，在病房時仍會偷偷背著醫護人員及母親，跑到院外與友人喝酒，所以常被護理站人員罵他不懂珍惜健康。病患住院期間情緒常處於沮喪、否認及討價還價的擺盪階段。
◆**關係**（relationships） 家人親友感情關係	病患與母親之間的互動既緊密又互相排斥，原有一位深交的女性友人因在美求學，原本計劃女友學程告一段落，即回台灣與他辦理結婚事宜。另外，病患與妹妹的互動是良善友好的。
◆**資源**（resources） 保險及照護資源	病患於罹病前即有醫療保險，故罹病後的醫療費用來源是無虞的。

✲院方處理過程

一接獲本案，院方即由高階長官主持並啟動關懷小組，並沒有讓當事醫師獨自面對問題，且在案件處理過程中，院方專責人員也都會適時的與當事醫師連繫，並詢問其處理意見、報告事件處理進度，不會讓當事醫師處在「任人宰割」的害怕之中。

院方的處理原則，在調解過程都有專責人員負責，需要時，院方也會有高階主管協助，當家屬提到有關慰問金時，院方也召開「慰問金和解攤提」會議，充分給予當事醫師支持；院方另一方面也會主動積極的關懷家屬，誠懇的與之互動，因此，最後能以圓滿的結局收場。

然而，家屬在每次的來電及來院提及個案時，都是淚流滿面，充滿不捨之情，常常自責自己沒有在小的時候就管好兒子，讓兒子養成酗酒的壞習慣，才會造成今日的結果。院方專責人員每一次的聆聽，都能讓母親再一次產生信任，並感受院方的善意，最後還因為院方專責溝通關懷人員的協助，使這位懊悔的母親找到人生的意義，讓這次的事件圓滿結案，達到3贏（醫院、醫師、病人家屬）的美好結局。仔細分析本案處理之過程，可分為5個重要階段：

Step 1 **確定原本醫病信任關係**

此案由醫療副院長召集，並安排院內主治醫師及團隊召開此次醫療說明會，將本案主治醫師的治療過程，以及護理人員的照護過程詳實說明，並互相整理該病患的住院資料，就此瞭解此病患家屬與院方的互動一直是良善的，且病患對於主治醫師也是信任的。

Step 2 **多次溝通懇談與撫慰**

醫院接下來由專責陳情人員承接，初期以電話瞭解情況，再則邀請家屬到醫院，由該科醫療部部長與之會談及說明，經3次會談，家屬仍無法釋懷，本案至此，家屬均未明確具體要求慰問金額的數字。但此病患為家中獨子，母親總是說自己無法釋懷、放不下！每次來院陳情，都說要主治醫師誠懇道歉，但母親每次接受道歉後返家，幾天後又會來電質疑主治醫師的誠意不夠。

Step 3 **院外調處介入**

由於家屬與院方無法達成共識，即至台北市衛生局陳情窗口陳情，並填寫「調處申請書」，本案經衛生局指派專家進行調處，調處結果亦未達成和解。

Step 4 面對撫慰性求償的要求

該名母親再次至醫院陳情，此時病患的妹妹已不與母親同來醫院開會，妹妹並會來電請院方專責人員多包容母親的行為。該母親來醫院時，由一位自稱黃姓律師隨同來院（但律師公會查無此律師存在），此次明確要求800萬元慰問金，當下協議未成。

母親返家後又來電，說明自己其實無賣子求金的想法，只是要為孩子討回公道，院方幾經去電協商，母親願接受主治醫師再次誠懇道歉，醫院並準備一份禮物，雙方擇日由院方副院長主持道歉，當天母親也放下心防，接受了院方及醫師的道歉。

Step 5 情緒自責困擾再度浮出

此病患去世百日，又時經1個多月後，該名病患的母親將禮物退回院方，並表示兒子托夢，不願母親以此便宜行事的方式原諒院方，此時醫糾問題又浮出檯面。經院方專責人員與這位母親再次溫馨會談，發現問題主要是因為母親一直無法釋懷，總是責怪自己沒有遵從先夫留下的遺言，好好照顧家裡唯一的兒子！

由於病方家屬情緒問題始終未能解開，溝通關懷的工作就必須持續進行。

✲處理結果

覺察到本案一直無法結案的癥結點，其實在於案主母親無法釋懷喪子之心結，經院方專責人員協助，轉介該名母親至社區社福機構服務，讓母親生活有重心、有目標。後來專責人員曾與主治醫師訪視母親，母親總會心悅的說明自己近期的服務個案過程，及未來的生活目標等等，讓專責人員終於放心，確認該名母親因為轉而服務人群、貢獻社會，變得比想像中更好、更圓融。

本案因引導個案家屬在失落悲傷的情緒中，能夠穩定情緒，重拾人生意義，因而圓滿結案。

((Note))

最圓滿的溝通關懷，是病方、醫師與院方3贏。

本案的處理過程是目前最常看到的方式

本案處理最令人稱許的地方有3項：

1.即使是照原有的流程，只要有溝通關懷的理念融入，處理過程也可以帶來不一樣的感受。

2.事後對家屬的持續關懷，陪同走出傷痛，重拾人生意義。

3.在當事者醫師方面，第一時間沒有讓醫師直接面對病人家屬，做到初步關懷醫師，讓醫師能正常在工作崗位上繼續服務。

若能夠持續關懷醫師，如同關懷病人家屬般順利走出事件的傷痛，並能主動面對病人家屬，與之修復關係，如此乃是溝通關懷最完美且完整的結局。

Case Study 2 院內爭議——制度問題醫事同仁心結難解

本案屬於醫院內部同仁之間的糾紛，主要為病房主任與財務主管之間的誤會。

病房主任某個月突然發現財務單位少發了績效獎金，立刻與財務主管反應績效算法應該有誤。反應之後的數個月，遲遲都沒有收到明確的答覆，財務單位仍依原有績效算法發給。病房主任心有不悅，偶爾會在其他單位抱怨財務單位不應該這樣，計算方式很不合理，竟然不把績效獎金差額發給他。

就這樣，時間一久，傳到財務主管耳中，變成了「財務主管欠病房主任錢」。從那天起，財務主管再也不跟病房主任有任何交談，公務也因此延宕，就連病房其他同仁有財會相關業務請示，也會被牽連而遭到拒絕。

病房部幾次業務溝通都不得其門而入，正巧，有個補班的日子，病房主任辦公室就只有這名同事，財務主管這時剛好路過，這位同事熱情的招呼財務主管，泡了杯咖啡，兩人閒話家常，彼此聊了過去職場經驗，就在關係建立後，同事隨口問了財務主管：「為什麼您這麼氣病房主任呢？」

財務主管這時說出了2項重點：「1.傳說我欠你們主任錢，我沒欠過人家錢，如果我真有欠他錢，借據拿出來我馬上還。2.我就是要明明白白的讓大家和你們主任知道，話不能亂說。」

同事又問：「那績效計算是不是雙方有什麼不一樣的想法呢？」

財務主管這時解釋：「聘任時，院方並未對您們主任所提的部分有定義，依照聘任合約走，目前計算法是沒有爭議的。但您們主任所提出來的意見，也不是沒道理，但是需要有具體數據提報院方，才能有適當的解決方式。」

同事問：「我可以幫忙什麼？讓我們彼此關係可以和諧，可以共同處理日後業務相關的問題，當然也包括這個問題！」

財務主管說：「你什麼忙都不用幫，也幫不上忙。」

同事又問：「那要怎麼知道我們主任已明白您所說的這些呢？」

財務主管回：「他如果真的明白了，他就會道歉！」

同事玩笑著說：「那還不簡單，說『對不起！』就這樣？」

財務主管立刻板起臉來說道：「只要他明白了，就得在公開場合跟我道歉，我才會接受！」

同事問：「什麼叫公開道歉呢？」

財務主管回應：「主管會議的時候呀！與會的人越多越好。」

這時，同事聽清楚了財務主管的心聲了。隔天，他也想好好聽聽自己主任的心聲。在彼此道過早安後，同事就問病房主任：「您知道財務主管為什麼跟我們的相處不友善嗎？」

病房主任說：「知道啊！他氣我說他欠我錢！問題是我沒說呀！我只是在一些單位抱怨績效制度不公的事，應該是我的績效沒給我。」

同事問：「您受聘時，有提到這部分的績效嗎？」
病房主任說：「是沒有，但不公平呀！」

處理經過說明 扮演促進對話的「橋梁」和「傳聲筒」

✲院方處理過程

這位居中協調的同事，經過與雙方當事人平和的溝通談話後，將財務主管所說的重點跟病房主任「重述」了一遍：「您受聘任時，院方和您並未對績效的部分有特別定義，依照聘任合約走，目前的計算法是沒有爭議的。但財務主管認為主任您所提出來的意見也不是沒道理，但是需要有具體數據提報院方，才能有適當的解決方式。」

他也提到了因為這件事情，造成同仁之間的負面影響：「其他同仁為了幫主任您聲張正義，讓財務主管這段期間也很困擾，我們是不是選個公開場合，把這事情釐清一下？」

主任聽了，似乎比較能瞭解財務主管和其他同事的立場，便在定期召開的主管會議中說了這段話：「來了這醫院，受到各科室及單位的幫忙，也無意間帶給一些科室及單位困擾，特別是財務單位，今天在這會議上謝謝大家，也跟帶來困擾的單位說聲抱歉，身為主任的我應該謹言慎行。」

✲處理結果

這個案件因為第3者居中關懷與調解，雙方終於能彼此體諒，進而盡釋前嫌，兩部門也恢復了順暢的業務往來。通常只要有一方能夠勇於認錯，9成以上都能修補同仁之間的關係。

傾聽，必須帶有積極的心態與目標，透過一些點頭或提問的技巧，找出雙方問題的共同點及差異點。就上述案例，雙方雖沒有面對面進行溝通，但調解員透過與當事人的對話，讓雙方共享彼此看不見也聽不見的真正想法，也讓當事人重新整理自己的認知，進而正向地修復及重新構築彼此的關係。

((Note))

真心接受溝通關懷理念的人，都可以是溝通關懷調解員。

Case Study 3 醫療理賠問題——保險病人對病歷記載之爭議

這個案例涉及了病房護理師、病房護理長、保險病人（經常入住該病房，並申請私人醫療保險之病人）以及醫院行政單位主管。

這位病人在9月10日出院時，向護理師告知要申請住院診斷書1份，並說明是為了申請醫療保險理賠之用，護理師也依照規定，通知主治醫師開立診斷證明書，與前幾次住院程序完全相同。

豈料，10月15日病人到護理站大罵護理師：「妳為什麼要把我住院期間的請假時間都寫出來？害我這次住院保險理賠申請出了很大的問題！」病房護理長見狀立刻上前去瞭解情況：

護理長問：「先生，您可以跟我描述您現在遇到的困難是什麼嗎？」

保險病人回：「我這次住院的診斷證明書拿去申請保險理賠，過了1週之後，保險業務員告訴我我請假太多，請假的部分不能理賠。為什麼要把我請假寫上去？我之前幾次住院也都有請假，但保險並沒有發生不理賠的問題，一定是護理師故意把請假天數寫上去的！」

護理長又問：「可以請問您為何住院期間要請假嗎？」

保險病人說：「我現在的問題是為何要寫上去？跟我請假的原因有關嗎？」

護理長耐心的解釋：「我想您一定有什麼重要的事情，才會讓您超過規定的請假時間，甚至住院期間多次請假。」

保險病人越來越生氣：「事情重不重要是我的事，為什麼要把資料給保險公司？一定是護理師這次故意把請假天數給保險公司，我請假時她不斷的打電話要我回病房，煩死人了！」

護理長耐心說明：「先生，我得先跟您說明，我們必須確實將病人的動態記錄於病歷內，另外，您住院期間請假單上也寫明以4小時為限，這些都是規定，我們只是依照規定做事。您是住院病人，我們如果沒有依照規定，您請假時間發生意外，我們會有相對責任的。」

保險病人回：「發生什麼意外？我幾次住院請假不都好端端的，請假單也寫了，妳跟我說妳們的規定，跟我好像都無關，為什麼這次要把請假記錄寫上去？」

此時，剛好行政單位主管路過該護理站訪客區，聽見護理長與病人的對話，於是加入了溝通關懷的支援。

主管問：「請問有我可以協助的地方嗎？」

保險病人回：「我這次住院的診斷證明書拿去申請保險理賠，過了1週之後，保險業務員告訴我我請假太多，請假的部分不能理賠。我之前幾次住院，也都請假，但保險並沒有發生不理賠的問題，這次一定是護理師故意把請假天數寫上去的！」

主管又問：「先生，您這次拿到的診斷書跟之前拿到的診斷書，除了住院日期及病情診斷有不同外，是否還有其他不同呢？」

保險病人回：「沒有。」

主管問：「那診斷書的內容，就應該不是保險公司判斷的依據。」

保險病人此時提出了另一個疑問：「那是不是護理師因為我請假未歸，而去跟保險公司說？」

主管向病人確認：「我想請問您這幾次住院，保險公司有沒有請您填寫一份病歷調閱申請書？」

保險病人說：「沒有，只有這次我送交診斷書時，他要我填一份同意書。」

主管問：「我是不是可以請護理長提供您的病歷，讓我們一起查閱您的病歷呢？」

保險病人回應：「好。」

✲院方處理過程

主管與保險病人一起將病歷從第1次住院的記錄，看到這次住院的記錄，主管並說明每次請假都需填具請假單，請假未歸及護理師通知回院，也都逐次記載於每次住院記錄中，並且，主管也對保險理賠單位會有「保險查案調閱病歷」的規則做了一番說明。

主管再次詳細的說明：「先生，因為我們收到了保險公司寄來的查案信函，裡頭有您的同意書，所以，這次住院的記錄全冊都印送保險公司，這也就是之前您申請理賠與此次申請有差異的地方了。前幾次因為保險公司沒有調閱病歷，所以不清楚您住院請假的狀況。另外，病房護理師的記錄方式都是相同的，我們也希望您因為身體不適住院，可以在院內充分的休息治療，縮短住院日數，就可以不用這樣奔波了。」

保險病人口氣終於緩和下來，說道：「謝謝您讓我瞭解這些，我誤會了護理師，雖然護理長剛才跟我說記錄是必要的，但當時也真的無法理解為什麼要寫？保險公司又為什麼會知道？現在我清楚了。」

✲處理結果

本案中護理長這方面，在與病人未建立互信關係之前，就先去探究病人請假的原因，並說明護理師的職責，此舉容易讓病人感到敵對，也覺得是在規避責任。

主管與病人一起探索問題，做法正確，彼此建立互信，逐一找到線索，並提供自己的專業，讓病人一起瞭解醫院護理的作業程序，以及保險公司的行政程序。進而讓病人瞭解問題所在，改變了既有的認知，因而澄清了誤會，結束了爭議。

((Note))

一樣有關懷的心，
處理結果不一定相同。

Case Study 4 自保性提告——防禦心作祟，導致無妄之災

已有20年資歷的開業醫師，曾經遇過一位長期於診所就醫的女童，清晨因為高燒、肚子痛以及嘔吐等症狀，母親帶她前往醫院急診室，但因為症狀並未改善，所以想給平日熟識的醫師再做

確認。經這位診所醫師檢查後，跟急診室醫師的診斷一樣，是病毒感染合併急性胃炎，因此，開給口服藥，並告訴家長要密切注意的症狀與情況。

2天後，因女童病況仍持續沒有改善，再度由其舅婆帶來就診。醫師感覺情況並不單純，所以建議前往醫院做檢查，當下舅婆才說其實凌晨時，已前往醫院急診室就醫，並照了腹部X光、抽血跟驗尿，沒有特別的發現，但經口服藥物治療，情況卻沒有任何好轉。

診所醫師聽了，覺得既然剛做過檢查，那就回家觀察即可，於是叮嚀家屬，若女童出現嗜睡、精神活動力變差、持續高燒不退、腹脹、腹瀉、嘔吐及脫水等現象，應立即至醫院急診室就醫。自此之後，醫師就沒再見過女童。

隔了3個月後，醫師接到女童母親的來電，訴說那2次門診後女童病況沒有起色，於是送往醫院兒科門診，診斷疑似急性闌尾炎而住院。入院後安排檢查，確定是闌尾炎合併糞石破裂。為了怕引起敗血症，無法立即動手術，於是先用抗生素治療，住院住了2個星期。

處理經過說明　說服性的應對，總像是背叛的藉口

✲院方處理過程

因為母親講述的過程中，不時顯露出為人父母面對女兒生病受苦的徬徨無助，並且一直指責醫院急診室醫師，醫師在得知女童後續已接受手術，也已恢復健康，基於多年來與家屬互動良好的情誼，醫師先慰問了女童的母親，並好意詢問是否有需要協助之處，沒想到女童的母親話鋒一轉，質問當時急診室醫師及這位診所醫師在診治的過程中，算不算是「誤診」？當下醫師起了防衛戒心，態度也轉為嚴肅，以醫學的角度說明盲腸炎這個疾病，尤其是在兒童身上，早期的診斷是非常困難的。但母親未多做表示，便結束談話。

事隔1個月後，家屬到診所影印病歷。接著醫師接到地檢署的來函，被傳喚以「證人」的身分到署說明。2個月後，醫師再度被傳喚，這次卻是「被告」的身分。

最後，家屬說會尊重醫審會鑑定報告，並提及其實他們對醫師並沒有特別的意見，只因為律師建議對所有處理過的醫師都要提告，案情才會完整。

✲處理結果

對於此事件醫師非常生氣，心中百感交集，不解為何長期醫病關係良好的雙方，竟會鬧到對簿公堂的地步。事隔多月後，醫師收到不起訴處分書，但再也沒有在診所看過那女童及全家人了。

溝通關懷中，「自我溝通關懷」如果能早一步應用在這位醫師身上，結果將會不同。首先，當家屬來電詢問，代表原先對長期照顧全家健康的醫師有一定程度的信賴感，但是因為醫師用防衛的心態，以本身的專業知識與判斷，提出自認為合理的原因，試圖說服家屬、要家屬接受，這就是所謂的「說服性應對」。如此，對情緒混亂的家屬而言，感覺都是藉口與托辭，反而會加深家屬的猜疑和憤怒。

病方一旦因為醫療結果不佳或溝通不順，受了情緒影響，原本的認知框架更會被強化，彼此稍有歧見，就會產生被背叛的感覺，尤其醫師如果一直解釋，說服家屬接受眼前的結果，就會讓病方認為是在逃避責任，因而擴大認知分歧，一發不可收拾。

當出現意見不同時，如果醫師能立即認真地去傾聽對方，讓家屬感覺自己被接納、被尊重，彼此形成夥伴關係，便可以一步步協助家屬，建構其能接受的「其他觀點」和心理建設，此時醫方再展開真摯的說明，才有可能被接受。也唯有如此，才有機會撫平家屬心中的誤解與不滿，進而免除這場勞民傷財的雙輸官司。

((Note))

醫病關係良好，不一定就不會對簿公堂，提高覺察力、注意應對方式才能防範未然。

Case Study 5 **贏在先覺——早期嫌隙察覺，防範衝突於未然**

一位國中女生在學校上課時，出現了眩暈的症狀，下課後，由母親帶到醫院兒科門診。醫師詢問女學生時，女學生回答的支支吾吾，問什麼都不是很清楚，醫師只好把問題一一的重新提問，並等女學生有明確的答案後，再問其他相關的問題。

女學生描述說：「最近2個星期有心悸的症狀出現，早上上課時，站起來後突然眩暈，以前沒有這樣的現象，所以來看診，想做檢查。」在一旁的母親靜靜地沒有表情，也沒有任何回應。

當醫師做完身體檢查後，確定女學生就診的過程中已經沒有在學校時的症狀，因此要女學生先量血壓與心跳，再去做心電圖檢查，檢查完後，如果沒有問題就回家觀察。若發現症狀越來越明顯，且發作頻率增加時，再到醫院小兒心臟科做進一步的檢查。

醫師說完的當下，看了一下母親，發現母親出現不悅的表情，眼神兇狠，因此，醫師放下開處方的動作，準備向母親詢問還有沒有問題需要做說明，還沒來得及開口，就被大聲斥責：「什麼回家觀察，這症狀都已經有半年了，就是因為再次出現了，才來醫院。不做任何檢查那來醫院幹嘛？回家觀察什麼？」

醫師心裡不是很高興，剛才明明已經跟女學生解釋了要做檢查，也要量血壓、做心電圖，為何母親認為這不叫做檢查？不然什麼才叫做檢查？女學生一臉尷尬，面帶怒氣地望著母親。

處理經過說明 **提升覺察力，快速掌握衝突最初的訊號**

✲院方處理過程

本案醫師看著憤怒的母親，立即意識到問題發生，因此再次耐心地說明為何會如此的判斷，以及請她們回家觀察的理由，然後再讓女學生去做檢查。之後，這位母親面無表情冷冷地問了一句：「等等檢查完後，小孩子可不可以先回家，我來看報告就好？」醫師微笑點點頭回應了母親。

察覺力的提升，能幫助自己快速掌握衝突即將迸發的煙硝味，以及尋線探求對方真正想要的是什麼。當溝通中對方產生不悅時，要感受、觀察、傾聽對方，並反思自己的態度是不是引起對方的誤解。及時地以「換句話說」的方法，來表示自己的立場以釋出善意；如果發現自己有錯，造成對方誤解，也要適當的道歉，同時觀察對方的反應是否有差異之處。

切記傾聽和對話時，用詞要非常的嚴謹，態度要認真嚴肅，但表情要柔和。

✲處理結果

再次見到母親來看報告時，神情已經放鬆許多，等醫師說明報告的結果後，母親竟然跟醫師道歉自己剛剛口氣太差，不好意思。讓醫師一時不知如何回應，只是笑笑的兩眼相會。

面對突來的衝突時，切記不要隨之起舞，避免引起對立與不必要的後遺症。冷靜沈著的態度，分析對方的言語行為，並找出適當的方法來應對，有助於讓對方看到自己的狀況，能夠冷靜下來，進而改變態度，或對自己的行為道歉。

((Note))

遇到突發狀況，要冷靜以對，然後引導對方也冷靜下來。

Case Study 6 先救人再論責——積極關懷，幫信任感「打預防針」

70歲男性因兩側鼻竇的問題，前往醫學中心接受內視鏡手術，過程平順。出院後1星期，病人突然意識不清，被送到急診室救治，當天值班的住院醫師，第一時間便通知病人的主治醫師到院處理。

家屬描述病人出院後常會打噴嚏，當天發現有高燒的現象後就不省人事，因此緊急叫救護車送到急診來。主治醫師判斷病人確實沒有意識，當下親自給予插管，確保生命跡象，並安排一些檢查。

家屬質疑一定是手術不當，才會導致病人昏迷。主治醫師初步檢測病人後，隨即跟家屬解釋：「病人會這樣，當然很可能跟手術有關係，但是否為手術失誤，建議家屬們先等急救好病人再來討論。」醫師並表示自己一定不會逃避責任，現階段只想積極拯救病人，希望家屬也能配合。

✲院方處理過程

經過安排檢查後，結果發現病人是腦脊髓液外漏併急性腦膜炎。原本主治醫師考慮用鼻內視鏡來修補，但考量可能將是個醫療糾紛的個案，因此，決定照會第3方腦神經外科醫師來進行修補手術，以最安全的方式處置。

主治醫師也跟家屬說明原因，這麼做是為了有效達到最好的治療效果，所以特別請腦神經外科醫師修補腦脊髓液外漏的地方，但主治醫師仍會掛在原醫師名位以表示負責。這段期間，醫師也向院方報備這個案例的經過與處置方式。

手術後1個星期，病人才恢復意識。手術中的發現與過程，由腦神經外科醫師向家屬說明；手術恢復的期間，則由原主治醫師每天早晚探視病人以及安撫家屬，同時，耐心的跟家屬解釋病人腦脊髓液外漏的部位，與內視鏡手術所引起的相關性不大。昏迷原因推斷是病人年紀大，顱底骨頭較薄、較脆弱，因激烈的咳嗽或打噴嚏，腦壓增高而使骨片破裂，進而引起腦脊髓液外漏及腦膜炎。

✲處理結果

因為耐心且親切的探視和關懷病人，並且常和家屬溝通，院方與醫師終於獲得家屬的肯定。病人住院將近2個月，雖然已經可以自主活動，但仍有一些腦前葉症狀。出院時，家屬還是表示希望醫院有所補償，主治醫師當下並沒有一口回絕，然而，透過院方人員跟家屬溝通，最後病人安然出院，也沒有任何賠償。

事發之初，就是關鍵。發生醫療事故，一定要儘早到場處理，當下溝通關懷，並用負責的態度和家屬建立良好與互信的關係。能掌控黃金時間，積極主動關懷，即使醫療結果不如預期，事後的處置也會比較順利。

處理過程中，醫師一方面要處理病人的病情，一方面要安撫家屬的情緒，在很短的時間內，要讓家屬知道：你和他們同樣的在關心病人，並且積極的在搶救。用負責的態度和同理心，與家屬建立良好與互信的關係，積極掌握醫療糾紛的黃金時機。

如果能掌握這個機會，就算病人不幸救不回來，家屬也會以比較平靜的心情，和你談責任歸屬與賠償的事宜，不至於獅子大開口或動輒興訟。

((Note))

第一時間的處理，態度很重要。
態度是決定事情平順的關鍵。

Case Study 7 逃避卸責——錯失最佳溝通時機，犧牲同仁背黑鍋

一位住在普通病房的病人，半夜開始喘，經值班醫師及護理師處理之後，報告人在家裡的主治醫師這個狀況，並建議是否轉加護病房以利後續照顧。主治醫師認為沒有必要，回絕了值班醫師的建議，並說明早再說。

後來，病人情況越來越糟，最後沒有了生命跡象，經過緊急心肺復甦術，暫時救回一命後，仍然呈現深度昏迷，轉送加護病房。

處理經過說明 職業道德與醫療倫理淪喪之代價

・院方處理過程

隔日早上，主治醫師來查房時，面對家屬對於值班人員的不滿，並沒有幫忙解釋，反而有意

無意默認是值班人員的問題。沒幾天，病人就過世了。

家屬非常生氣，要求醫師認錯道歉，醫院方面對值班住院醫師說：「不管怎樣，道歉認錯就可以息事寧人，如果要賠償，院方會出錢。」硬是逼值班醫師及值班護理師向家屬認錯道歉。他們兩人迫於院方壓力，出於無奈，認錯道歉平息了家屬的憤怒。但是事後，這位住院醫師離職了。

✲處理結果

此案例為誠實揭露、溝通關懷的雙項負面教材。過程中沒有團隊合作，更沒有啟動關懷員工的機制，當事醫師與院方呈現逃避責任、想花錢了事的消極心態。出事之後的人員離職，更顯現同仁間推卸責任和背黑鍋造成的嚴重傷害性；病患家屬也只得到表面的道歉，雖眼前不再繼續爭執或提起告訴，不盡然就是成功的關懷，因為沒有得到真相和充分的溝通，後續是否再度掀起爭議糾紛，難以預料。

成功的關懷，不能以「是否提起訴訟」或是「人員是否離職」這種表面事件來評斷，而必須是雙方心裡能走出事件陰影，修復關係，並明瞭事件原因及問題所在，反省改進如何能夠做得更好。反之，也不是提起訴訟或人員離職這種表面事件，就認定關懷失敗，而是要看目標的設定與過程的努力來決定。

無論糾紛衝突之大小，只要能稍微鬆動當事人的認知框架，讓彼此些微同理對方的立場與價值，或更加清楚自己真正在意的問題點，都是溝通關懷員必須努力的目標。

((Note))

積極主動的關懷，不光是醫護人員沒人離職，必須是雙方心裡明瞭真相、走出事件陰影、修復關係並有所改進。

Case Study 8 急而不得——我掛的是急診啊！為什麼這麼慢

「我們來了很久了，都沒有醫師來看。如果我父親有個三長兩短，看你們怎麼辦！」一位病患家屬在急診室大聲咆哮，診間內的護理師一邊忙碌著一邊告知：「醫師現在在看比你父親更緊急的病人。」病患家屬更生氣：「你叫什麼名字？叫你們院長出來！」

在急診室就診，醫師是依據檢傷分類的級數，來決定看診的先後順序。並非先到的病患會被優先處置，而是病情較嚴重的會被優先處理。一般民眾不清楚這項規定，因此會認為是比照門診的作業，先來掛號的就應該先看診，至少也應該有醫師先過來瞭解一下狀況。

而且會來急診，通常也是病患家屬認為親人的狀況緊急，或者顯出非常不適的症狀，因此希望家人的病痛能立刻被解決。特別是長輩及幼兒就診，隨行家屬均會處於高焦慮的狀態。

處理經過說明 **安全隔離當事人，消解火氣再溝通**

面對情緒高漲的家屬，護理主管應立即出面瞭解情況，暫時隔離被家屬針對之醫護人員，並協助安撫家屬，委婉說明急診室看診先後順序排定之原因。若家屬情緒激動，或有暴力行為出現，必要時可請警衛前來陪同。

醫師人力允許的情況之下，先安排醫師予以病患關懷診視，並說明現在病情及檢驗、治療的方針，立刻解決病人家屬在意的問題點，可以讓他感受到他的問題被重視，且需求被滿足。在這背後，當然醫療的人力要充足，這也是一個重要的關鍵。

＊院方處理檢討

醫護人員應能同理家屬激動的言行，是出於對家人的關愛，並非刻意刁難工作人員。如果此時言語上稍有責怪家屬之意，恐怕會使他惱羞成怒，而引起另一波情緒。同時，調解員也需要安撫感受到威脅的醫事人員，讓他們能以更客觀的角度來看待家屬的情緒。

此案件護理人員的回答方式，仍有改善的空間，必須向病方致歉，醫院後續也應該對該人員的應對技巧予以輔導。在急診室，家屬焦慮的情緒非常常見，尤其第一線人員，平常就應該先研討出較好的應答方式，並檢討就診病患等候的合理時間，於現場適時提出其他人員支援之請求。畢竟來急診就醫，一定是危急狀況，要不然就是期盼病痛能被迅速解除。

同時，對於病患家屬，醫護人員要詳細解釋急診室就診先後順序，以及如此規劃是為了提升良好的醫療品質，以誠懇的態度取得家屬之理解。

((Note))

- 面對情緒高漲的家屬，所屬主管應立即出面，
- 暫時隔離所針對的工作人員，必要時應請警衛前來陪同。
- 平時培養正確心態，才能避免臨時應對不佳引爆更大的問題。

Case Study 9 恐懼呼求──能不能「一針見血」，不要讓我挨第2針

某日，一名女患者坐到醫檢師面前準備抽血，醫檢師還來不及和她打招呼，只有眼神交會的第一時間，她隨即開口說：「我能和妳打個商量嗎？拜託妳讓我一針見血，麻煩妳小心一點，不

要讓我再挨第2針，我絕對不要抽第2次！」

沒錯，一次就順利完成採血，相信是所有病患與家屬最樂見的事，也被許多人認為是在考驗醫療人員的「真功夫」。因此，病患當面開口要求「一針見血」時，在病患緊張、家屬緊盯的時刻，即成為醫者當下直接面對的壓力來源。

聽到病患這番話，身為醫療人員不免深感責任在肩，心中怵自擔心：「沒有一針見血的話，病患的責怪或家屬的怒氣，是否會有如泰山壓頂般襲來？」同時心中更吶喊著：「我也希望一針見血啊！」

處理經過說明 壓力性情緒語言的轉譯與善解

✲院方處理檢討

在當今的醫療環境，醫療人員必須面對繁重的業務量，以及掌握最佳時效性，常會忽略了病方的感受，更沒有時間向病方詳細解說接下來要進行的流程，導致雙方互信的基礎無法向下扎根。病患對許多醫療檢驗不瞭解，因而更加恐懼，情緒壓力相對反饋在醫護人員身上，形成惡性循環。

將「壓力」轉化為「注意力」

抽血，又稱「靜脈採血」，需高度仰賴醫療人員的專業，為醫療例行性檢查中不可或缺的一環。臨床上觀察到許多病患對此項侵入性檢查的驚恐害怕，例如：因害怕抽血而用盡力氣扭跳的幼童，慢性病患、化療病患等，更是抽血困難的常見族群。

如果醫療人員能仔細注意病患的就醫歷程，有些經歷過漫長的治療等待，有些伸出經常抽血而滿布瘀青的手，還有些有著飽受煎熬的身心，醫療人員應該更能理解：為什麼病患或家屬會將抽血視為洪水猛獸了！

從「注意力」進化到「助力」

醫療人員若能跳開本位的框架，在服務過程中進一步提問，藉以深入瞭解這類病患曾經歷過何種不愉快的經驗，用心傾聽病患說的話，理解並同感對方說出口的「一針見血」，並非代表刻意要找麻煩，而是其內心緊張所反射出的立場。若醫方能減緩病患的不安，重建病患的信任感，將有助抽血過程的順利展開。

協助病患完成相關醫療程序，緩解其病痛，看著病患走上康復之路，是醫療工作中最有成就感的一部分，相信更是每位醫療人員當初入行念茲在茲之事，期盼透過醫病雙方共同努力，讓美好的醫病關係能再見曙光。

((Note))

協助病患完成醫療程序，若還能解除其緊張，緩解其病痛，更是人性醫療最大的成就。

Case Study 10 好心給雷親？——熱心請病人來領藥，卻惹來客訴

在藥局發藥的過程中，最常遇到的一般問題不外乎：沒有排隊領藥、號碼未到就先來排隊、領藥未出示健保卡核對姓名等等，即便是這麼小的事件，也常常可以釀成很大的客訴衝突。

有一位病人號碼還沒到，就跟著排隊領藥，藥師告知號碼未到，等上面燈號到了再過來領藥，病人離開後就坐在遠處。藥師在忙完一輪把藥發完後，發現那位病患仍坐在遠處，於是主動呼喊病患過來領藥，病患一過來就劈哩啪啦的開始罵人，因為病患覺得藥師在指責他為什麼不過來領藥，口氣不好；而藥師則是覺得很莫名其妙，本來就是病患自己要看燈號過來領藥，他看病患遲

遲不過來，主動告知提醒，卻換來病患的抱怨。即便藥師和病患道歉，病患依舊不能接受，對藥師一陣謾罵之後離去。

處理經過說明 口氣練習，讓心意正確傳達不變調

✲院方處理檢討

藥師當下馬上聯絡組長，告知有客訴衝突，還沒有處理好就讓病人離開了。組長隨即查詢了病患資料，並主動打電話聯絡病患瞭解詳情，原來病患是第一次來診所看診，所以對於流程並不是很清楚，不知道要看號碼燈號。當時在現場，藥師告訴他號碼到了才能過來領藥，所以病患又到等候區等待，因為感冒身體不適，也沒再注意燈號，當藥師呼喊他時，他覺得藥師口氣不好，好像在指責他為什麼不過來領藥，讓他覺得很不舒服；而藥師覺得自己是出於好心，主動地告知病人，怎麼會惹得病人不開心？真是一頭霧水。

其實，病患因為身體不適，在感受上也比較敏感，即便藥師已告知領藥流程，病患可能也無法聽進去。當藥師主動呼喊他可以領藥時，在他耳裡聽起來卻是藥師在指責他；藥師則認為自己

在幫助病患，卻遭來客訴，也感到很委屈。

身為醫療人員，要特別培養同理心，並且耐心去瞭解病患的情況，體察病患身體不適的時候，或許無法完全清楚接收到醫療人員告知的事項，即使醫療人員自認為告知的事項已經說明清楚，其實病患因身體不適，可能完全沒聽進去，或是沒聽清楚卻沒有再詢問。

本案的糾紛起因，有可能因為病患身體不適，加上座位距離遙遠，藥師說話因此提高了音量，導致病患覺得藥師在指責他，而不覺得藥師很貼心的主動告知領藥。

所以，在關懷他人時，必須要先瞭解對方的情況，並且要有耐心，給予對方時間與空間，除了對對方有耐心，也要對自己有耐心，當病方出現不悅的神態，或是提出了抱怨，應立即檢討自己是否哪個環節出了問題，以致造成這樣的誤會。

醫護人員對自己也要實施「自我溝通調解」，除了冷靜自己的情緒，也要檢討是否音量或語調造成病患的不舒服。切記，接納對方的情緒，體諒病患因身體不適產生的情緒反應，也給自己檢討學習的機會，隨時以開放的心，重新去認識並發覺對方和自己。

((Note))

空有好心去做事，常會惹來不必要的麻煩，並非不要存好心，而是好心之外，要加上同理心，才能有正向的回饋。

Case Study 11 給錯藥烏龍案——一朝被蛇咬，十年怕井繩

一位病人於幾年前在藥局領藥，回去吃了好幾天後，發現解便的排泄物顏色變成黑色，於是打電話回來詢問，藥局才發現給錯了藥，原本應該要給肝藥，卻給成了鐵劑，因為2種藥品的外包裝非常相似，給藥當場沒檢查出來，導致錯誤發生。

此病人一直都在同一家醫院看診、拿慢籤，加上之前完全沒有發生過錯誤，最後由主管出面道歉，並解釋事後會如何處置這樣的情形，病人也很快就接受道歉，事件暫時平安落幕。

處理經過說明 **不安全感是溝通不良後遺症，要針對問題回答與協助**

✲院方處理檢討

幾年後病人換了新的醫生看診，拿藥時明顯有點不安，再三確認藥品是否正確，藥師幫他用電腦查詢這半年的用藥記錄，確認藥品正確無誤，病人依舊不安的質疑，後來藥師發現是因為某

個藥品更換了包裝，從大鋁箔片包裝變成小包裝，於是再跟病人說明新舊包裝的變更，病人依舊很不安，詢問家裡還有之前剩下的藥，是否要比對包裝裡的藥品大小，如果不一樣，是不是又拿錯藥了？藥師則和他解釋不是對照藥品顆粒大小，要比對包裝上的藥名、劑量是否一樣。

這樣的對話反覆2、3次之後，病人開始感到不悅，因為病人執著於他的問題點：「藥的顆粒大小是否一樣。」而藥師並沒有針對他的問題給予確切的答案，藥師給予的答案他始終沒辦法聽進去。

最後，藥師轉求詢問副組長，副組長針對病人提出的問題回應，告知病人：「通常在換包裝後，藥品顆粒大小不一定會一樣，而這項藥品換包裝後，顆粒大小確定是不一樣的。」病人內心的問題點得到解答之後，才安心的離開藥局。

此案例出現的幾個問題點，可以透過「醫療促進溝通調解」研討會學到的技巧來做分析：

話題重點的聚焦

在訓練「促進溝通調解員」時要注意，當事人雙方溝通上已陷入僵局時，調解員要明白瞭解患者內心真正的想法與需求，並正確無誤的傳達醫方要傳達的醫藥訊息。

雖然此例中，對於藥品變更包裝一事，藥師給予病患的建議「比對包裝上的藥名、劑量無誤即可」是正確的，但病人執著的問題點卻一直在「藥品顆粒的大小」，所以這一問一答，並沒有在同一交集點上，導致最後病人指責藥師聽不懂他的問題。

藥師發現病人無法聽進去他的解釋，馬上尋求主管支援，當主管成為調解員介入後，使問題與答覆重新聚焦，病人的問題才得以解決。

認知框架的改變

原本病患在日常看診中，對於醫方所建立的是信任的認知框架，所以當發生1次給錯藥的錯誤，病患會用好的認知框架來判斷，事件很快即平息。

但是認知框架是多層構造，即便之後並未給錯藥，因為病患換了一個主治醫師，就先開啟了內心的不安全感，再加上藥品換了包裝，發藥給病患時並未在第一時間點就先告知病患，病患累積的不安全感，由原本「信任」的認知框架變成「不信任感」的框架，即使後來藥師再三核對查證並未給錯藥，病患依舊質疑藥師。

醫療人員在不斷與病患的對話過程中，可以明顯察覺：之前給錯藥的事件和病患換了新的主治醫師，造成了他的雙重不安感。

調整溝通提問的步調

溝通關懷的步調，必須依對方的反應來修正自己的腳步與方向。在溝通時，若發現病患聽不太懂專業術語或回答的內容，就必須要用白話一點的口語，例如病患一直覺得要比照藥品顆粒大小當作核對的基準，在幾次反覆對話過程中，藥師雖一再以專業解說回答病人，但病人卻無從理解，此時，應以病人在意的問題點來明白告知。

✲ 處理結果

本案因為之前病人領錯藥的陰影，到後來這位藥師沒有針對問題協助確認藥品是否正確，病人因此有點不開心，指責藥師聽不懂他的問題，並解釋為何他會如此不安，提起了幾年前藥局曾經拿錯藥給他的經驗，所以他才會這麼謹慎。透過藥師找來副組長，副組長針對病人提出的問題回應，真正解答了病人內心的問題點之後，這件事情才真正算是處理完成。

溝通協調是一個動態的過程，必須從過去經驗中學習、檢視自己的行動、觀察對方反應出什麼樣的結果、確認是否對對方有幫助，並且依據結果，再決定繼續保持或修正，以便能更進一步確實的幫助對方。

學習「溝通」、「平等關懷」、「傾聽心聲」的正確態度，是目前醫病關係最重要的議題，就像我們與和田教授的殷殷期盼：「想要做好醫療糾紛關懷，持續學習是必要的！」

因為學習探討的是與「人」之間的溝通，所以這門學問無邊無際，必須透過不斷的討論、群組的案例分享，才能夠跟上不斷變化的「人心」。另一方面，除了充實自己，具備「促進醫療溝通調解」的能力外，還要讓這個技巧、訊息、知識推廣讓更多的人瞭解。由調解糾紛到教育知識的傳播，才能讓社會對於醫療溝通更具共識，進而大家都能互相體諒，醫療環境自然就會變得更平和。

((Note))

人心，是最困難的醫療學習。一直重複提的事情，必然為當事人內心執著之事，一定要細心協助尋找答案。

Part 4

實戰現場演練，黑暗過後就是黎明

6大爭議類型＋5種交涉模式＋27道習題解析

第七章　知名醫糾案例溝通關懷應用手法

☺經典問題與棘手衝突之因應策略

瞭解衝突管理、敘事著手、永遠關懷的意義，以及學習衝突管理的技能，提升支援、察覺與促進溝通的技巧，最終的目的，都在於將這些技能應用於實務上，時時反思練習，身、心、行合一內化後，就可以很自然的運用在家庭和職場，既能減輕自己的壓力，也能減少與人的紛爭。

處理醫療爭議，首先要自我檢視心態，是不是具備「溝通關懷」的理念？如果沒有這樣的理念，就無法瞭解為何要如此處置。因此，當你對處理方式有無法理解的感覺時，或是違反了自己一向「理所當然」的認知時，要能夠摒棄成見，跳脫原先既有的框架，思考為何有此感覺？再來感受以及認識為何需要這樣的處理。

在學習溝通關懷的過程中，一旦有「違和」的感覺時，須以「衝突管理」的理念來思考和反省，才能突破現況，否則只會落於自我合理化解釋，侷限在被害者與自我成見的囚籠裡。心態，是首要突破的任務，沒有這種體會，學習再多知識、技巧都是枉然。

一、醫方處理糾紛時，常見的思考模式

當出現醫療糾紛，醫方最常出現的思考模式和心態有以下幾種：

1. 推卸——先挑對方毛病，深信是對方的錯，不是自己的問題。
2. 隱瞞——不想讓對方知道很多。
3. 漠視——希望對方吵吵就算了。
4. 敷衍——不要再來吵就好，趕緊結案。
5. 防告——如何處理都沒關係，只要對方不要告就好。
6. 應付——一旦結案，就不想再回頭檢視分析和討論。

7. 逃避——希望對方不會再來要求什麼。

8. 對立——提起訴訟就是開戰，一切免談，不需再理會，法院見。

9. 冷漠——鬧到媒體眾所皆知的案件，就與提告一樣，依法行事。

由此可知，多數的醫方心態上，「結案」代表不再對談，一切照法律訴訟攻防。「成案」則代表要啟動許多機制，一大堆工作負擔及壓力出現，包括數據統計不好看、家醜不可外揚的傳統觀念，以及處理不確實卻只問結果，沒有達成和解或止訟就認為是失敗等，這些先入為主的觀念，都是造成無法好好溝通、關懷、處理以及檢討改善的阻力。

二、糾紛交涉過程5種行為模式

在實行溝通關懷和衝突管理之前，要先瞭解人與人之間一旦遇到糾紛時，最常出現哪些反應和行為，各有什麼特質，並檢討自己一向的模式屬於何種？應該朝向何種方向來調整，才是最佳的溝通態度。以下為5種常見模式：

① 逃避

逃避的行為模式，是無視於理應存在於彼此之間的利益與價值，完全自我放棄，也放棄對方，不正面積極的面對，選擇消極迴避的態度。

② 服從

犧牲自己的利益，接受對方的主張或要求，可說是讓步的模式。對方可能會覺得很滿足；但自己內心卻會累積不滿的情緒。

③ 對決

為了讓自己的利益或價值實現，而採取強烈的主張與要求之行為模式。如果對方也採取對決模式，展現積極的戰鬥力和非贏不可的態勢，如此雙方可能會演變為激烈的衝突。

若對方屈服的話，自己的利益就會獲得滿足，因此，彼此會採取的手段都較具攻擊性。這個模式中，都是以自己為前提，幾乎不去考慮對方的利益。

④ 妥協

雙方各退一步，以便達成協議的因應模式。與合作有些類似，但「妥協」是自己跟對方的利益都只有一半獲得滿足，另一半則被迫放棄。彼此心態上都不會真正滿足、愉悅，而是帶著遺憾與無奈。

⑤ 合作

不輕易妥協，並且不斷與對方協調，努力摸索出能同時滿足雙方利益的解決模式。這種方式不會與對手產生激烈衝突，但處理問題的態度卻十分堅強。合作模式，最能讓雙方都獲得滿意且滿足的結局。

時至今日，不少醫事人員仍認為「只要來吵的，目的都是要錢。」其處理的方式，通常就是對決、敵我不兩立，告我者，就反告回去，也就是不是朋友便是敵人，一定要分出個勝負輸贏的心態。

這種「對決模式」，會將本來可能可以成為朋友、一起努力的機會，變成是敵人，糾結深化無法解決，實在非常可惜。如果可以透過溝通關懷，找適當的解決方法，不互相對立，而是調整為「合作模式」，對醫病之間的衝突，必定會出現正向的結果。

((Note))

並非所有的人都是可以合作的，但是不分青紅皂白，也不嘗試，就認為不可能而錯失機會，是很可惜的。

三、案例分析解說——6大醫糾類型問題處理對策

本書這一部分將醫糾案例分成6大類來探討，在還沒進入案例分析之前，需要在此聲明的是：這些分析不是標準答案，也沒有標準答案可言。但這些處理方式都值得參考，也都還有改進的空間。

就像醫師檢討病例一樣，透過實際發生的實務問題，檢討如何才能做得更好，更符合醫療需求，改善醫病之間的互動，回歸醫療以「照護健康」為目的，避免增加醫病之間的對立，更要預防演變成醫病互戰之局勢。

在各種發生醫療爭議的案件當中，以溝通關懷介入的「時間點」以及「問題重點」來區分，我們可以分出6大類，分別是預防、除雷、降溫、分析、填補、復原。每個案件最佳介入的時機點可能同時有多種，不一定只有1種，但此刻為了清楚探討，僅強調案例中的某種特別性。事實上，每個案件都有許多可以討論分析的地方，並非只有提出來的這方面。

【溝通關懷介入時機點與主訴問題】

溝通關懷介入時機與作用	醫病糾紛主訴問題
1. 預防	發生難以接受的後果
2. 除雷	覺察力不足疏於防範
3. 降溫	初期處理不妥擴大事態
4. 分析	未能深入瞭解而節外生枝
5. 填補	溝通關懷不足未針對所需
6. 復原	信任上所產生看不到的裂痕

①預防—發生難以接受的後果

本類案件特點在於雖然事前已告知家屬風險，但發生不好的結果時，病方還是無法接受，轉而怨懟醫事人員和醫療院所，甚至申訴求償和要求說明真相。在此以4個案例說明：

Case Study 1 風險認知差異——少婦腦動脈瘤開刀死亡

一位31歲的婦人，某月初因為腦血管瘤破裂，住進某醫學中心加護病房，經開顱手術順利夾除血管瘤，但術後卻出現左腦水腫、血管收縮等併發症，腦壓偏高持續昏迷，於隔月底病逝，令死者丈夫難以接受，因此，至醫院掛白布條抗議，抱子悲憤靜坐招魂。

醫院公共事務室主任發表聲明：醫師手術前已告知家屬開刀風險相當高，有20%可能會死亡、呈現植物人狀態，或造成肢體活動受損。但家屬方面的認知似乎不同，始終無法諒解。

經院內2次協調，及在衛生局由第3方醫療單位進行初步鑑定，結果判定醫方無疏失，不過雙方仍未有共識。院方願意配合家屬繼續進行法律和醫療鑑定，希望能以理性的方式釐清真相。

認知差異最怕變成告知不足

雖然醫方認為已經說明清楚，也經過病方家屬簽名同意，但是病方卻認為沒有講清楚。病人家屬說：「要是知道會這麼危險就不開刀了！」此即是認知差異的問題。

當醫方進行告知時，心中要常保「病方會有聽不懂的地方」這樣的認知，而此時若能有第3位學過溝通關懷理念與技巧的人從旁參與告知，就能協助確認雙方是否都已經達成共識，以減少日後因告知不足產生的糾紛。

平時就要建立信賴關係

建立信賴關係非常重要，但事實上在看診時，因為時間與病情等複雜的因素，很多醫療細節難以在短時間內說清楚，以致於醫病雙方無法建立良好的信賴關係。因此，有可能手術後情況走下坡時，醫方又未能當下做好說明，無法讓家屬在面對不幸結果前，先作好心態調整的準備，就會出現更嚴重的後果。

所以，心中能擁有溝通關懷的思維，治療過程中即使再忙，也要一點一滴的與病患和家屬溝通，讓病方瞭解醫護人員一直在努力治療，如此可減少未來發生誤解和衝突，尤其容易出問題的是在急診、緊急開刀、非病方一向看診的醫療院所等。還有就是在溝通過程若是對應不當，也會造成原本的信賴關係出現裂痕。

信賴關係的建立，以羅哲斯的3個要素最為完整，分別是「同理心」、「無條件正向對待」、「真誠一致性」。可參見第158～159頁說明。

事故後的哀傷輔導

病人過世後，如果未有關懷人員協助做好家屬的「哀傷輔導」，促進溝通以轉換傷痛，就容易出現病方家屬因為內疚，而想找人傷害和宣洩的行為，尤其經常是針對醫護人員。美國密西根大學附設的醫療系統，建立了很好的死亡告知注意事項制度，值得學習。

密西根醫療體系處理喪失親人告知家屬的原則：

1. 與家屬到私密環境一同坐下，報告噩耗。
2. 要作眼睛接觸，看著家屬的眼睛說。

3. 給予充分時間，不要匆匆忙忙。
4. 要說：「我很遺憾某某（病人名字）已經過世了！」
5. 報告完噩耗再說：「當您準備好時，我們再來談協助您要離開醫院前所需要的程序與文件處理。」
6. 給家屬解剖資料單及哀傷組合包。
7. 坐下來與家屬討論解剖（或部分解剖）。

醫院全員都是溝通關懷員

大部分醫事人員認為醫療是以技術層面為主，醫病關係不重要，也非專業的一部分，但這種看法漸漸受到了質疑。溝通及認知差異的存在，造成許多醫療糾紛甚至是暴力傷害事件，因此，「醫病關係」是否和諧已成為專業的一部分。

美國賓州醫學院伯格曼教授提出：溝通關懷必須落實到每一位醫師都要能做到，

從醫學院開始到醫師再教育都必須貫徹。這個理想我們贊同，但要到落實之前，還有很長的一段艱辛路要走，在達到之前，必須以訓練醫院內「溝通關懷員」為先，協助醫病雙方認知改變，這在成本效益以及執行效率上更為具體可行。

Case Study 2 無法接受事實——愛妻大腸癌過世崩潰失控

據新聞報導本起醫糾事件：於某綜合醫院大腸直腸外科醫師在某晚看診時，忽然有男子持雙刀闖入診間，吼叫要跟醫師理論，要醫師「說清楚！」雙方對峙時，護理人員不斷安撫，男子才丟下刀崩潰大哭，說愛妻曾是此醫師的病人，但不幸在3年前因大腸癌過世，他因為必須照顧女兒才沒自殺，但實在無法忘掉喪妻之痛，才來找醫師理論。

該醫生因為飽受驚嚇，近日已決定停診，並心灰意冷的在臉書PO文：在家裡，看著一對子女在客廳裡無憂無慮的玩耍，回想起那天晚上，我生命受到威脅，至今仍心有餘悸，真的沒有勇氣再去上班看診和開刀了。

院方透露，該名男子3年來都有陸續在該院的身心科看診，情緒相當不穩定。事件發生後，院方馬上聯繫警方到場。因為受到那天的驚嚇，這位醫生近期都會停診，必要時，也將由警衛陪同進出醫院，至於是否對該男子追究責任，將由醫師決定。

警察分局所長表示：涉案的男子手上雖然拿著刀子，但是從頭到尾，只有不斷地質問醫生為何他的太太開刀後依然不治，沒有作勢要砍人的動作，因此只構成恐嚇罪嫌。

從溝通關懷出發▼▼▼案例關鍵檢討

關懷勸說的勇氣

事發當下，門診護理人員當場安撫緩和病人家屬的情緒，讓男子丟下刀子，這是關懷同理心發揮作用的展現，該名護理人員不畏懼危險的勇氣，相當值得嘉獎。

不要忘記保護自己

但是「保護自己」也很重要，醫護人員遇到如本案情況時，首先應該要求援，再來是察言觀色，隨時注意病人情緒動作的變化，除此之外，要位於不致被攻擊對象逼成死角的位置，如靠近門口或能方便離開的位置。

悲傷情緒引流疏導

即使達成和解共識後，對病人家屬仍要追蹤、關懷，確認其想法，改變悲傷的思考，轉為正向繼續生活的動力與目標，幫助病人家屬療癒，走出傷痛。若有經濟等問題，必要時，也需協助尋求適當的支援。

醫方也需要關懷

溝通關懷員對於醫方也需要用心陪伴，瞭解他的情緒與心情變化，給予適時、適當的支持與鼓勵。

對雙方當事人的關懷支持，都是藉由提供「同理心關懷」來防止彼此認知分歧的擴大。達成協議，並不是關懷工作最直接主要的目標，如果整個事件過程沒有處理好，就急著達成協議，了結抱怨或試著去說服，讓雙方勉強接受，反而會導致更深的疑惑與憤怒。

一般醫院內的關懷人員，通常都會用「速戰速決」的方式，但是即使是院長、副院長親自實施，若非真心關懷，還是會有所不足，甚至會有反效果。因為，表面的安慰只會讓人表面安心，若沒有找到真正問題的本質，這種表面化的互動和安慰，可能會導致後續更複雜的爭議，而不是真正解決問題，對醫療安全與醫療品質的提升，也不會有實質的效果。

找出雙方真正所要的，即使未能100%完美，但彼此至少化解心結，重新修復和諧關係，才算是關懷成功。就如第五章紗布誤留病患體內的案例，診所醫師誠實揭露處理，獲得了病方的原諒，並重建醫病信任，最後病方仍持續來看診，即為關懷成功之案例。

醫病雙方的溝通關懷要點

協助家屬面對至親死亡

對於至親死亡而情緒激動的家屬，要以同理心面對其情緒的宣洩，並學習情緒輔導的關懷技巧。

如何協助遭受暴力威脅的醫事人員

醫事人員面對暴力威脅時，和多數一般人一樣會恐懼害怕、焦躁不安、心悸、沒有食慾、對人的信任感降低等，同事間的關心，或高階長官以紅包壓驚等，雖然有一定的安慰效果，但重要的是給當事人心理獲得支持的感受。可找出平時與當事人已有信賴關係的同事，由他幫忙協助心理創傷的撫慰，探求當事人的想法和需求，慢慢引導他從驚嚇回復正常的起居作息，而不只是表面形式上要求當事人接受諮商輔導。

醫病採同一位關懷員

溝通關懷的進行沒有一定的方式，但**最好是由同一位來關懷醫病雙方，因為如此中立性心態比較容易產生，資訊交流上更有即時性、直接性。**但也可以各由一位擔任，這種情況下，2位關懷員之間的交流討論便非常重要。

切勿過度關心變成騷擾

仔細評估溝通關懷的介入時機，對當事人切勿緊迫盯人，以免變成對當事人的騷擾，反而增加當事人不必要的壓力。

Case Study 3 抗議性求償——女童心臟開刀術後大出血

一位女童的父親向報社投訴，2年前年僅2歲多的女兒進行心臟手術後，醫生告知手術成功，他們也鬆了一口氣，沒想到從開刀房轉到加護病房後，短短半小時內，孩子的臉色慘白，妻子覺得不太對勁而告知護士，護士卻說是手術後正常反應。幸好妻子細心，將蓋在女兒身上的被單掀開來看，才發現大出血，血量大到浸濕床單，鼠蹊處的心導管接頭還在不斷冒血，醫護人員才趕緊過來緊急搶救。

父親質疑，女兒身上有接管的地方都有用透氣膠帶固定好，唯獨鼠蹊處股動脈心導管轉接頭只有套接住，而無膠帶固定，因此才會造成大量出血，懷疑是醫護人員的疏失。

父親擔憂地說：「這麼小的孩子就大量失血，可能因此造成低氧性腦病變、心肺功能受損等後遺症，雖然她現在快樂成長，但我們不知道何時她會出狀況。」因此，父親希望醫院能夠在孩子成長到15歲以前，定期追蹤及評估她的狀況。

被告的護士表示，女童在麻醉藥效過後有躁動情況，可能因此才導致導管鬆脫；醫生則說在加護病房時，已經有檢查過所有管路無誤。但家屬則質疑當時孩童四肢被綑綁住，根本無法亂動。

檢察官根據醫審會鑑定報告認為：女童應該是術後不適，在麻醉藥退去後有扭動身體的情形，才導致導管脫落。而醫護人員發現女童出血後亦已做了緊急處置，並在發現血紅素下降後立即輸血，醫師也在事後多次查看女童生命徵象、各管路運作是否正常，3人的作為皆未違反醫療常規。另外，對於家屬認為管路鬆脫後的大失血，可能增加細菌或病毒感染的風險，檢方則認為這種說法屬於臆測，女童並未因此產生生理機能或身體完整性的傷害，因此對3名醫護人員予以不起訴處分。

父親不能接受不起訴的結果，再議遭駁回後，抗告無效再聲請交付審判，以女兒因大量失血導致身體權受損，並提出民事侵權行為損害賠償訴訟。醫院則表示尊重司法判決。

父親看著女兒身上因心臟手術留下的疤，難過的說：「她這麼小就經歷那麼大的手術，術後還大出血，實在很心疼。」為了不讓孩子留下陰影，他和妻子告訴女兒：「身上的疤就像哈利波特的胎記一樣，給妳佛地魔作戰的力量！」女童看著自己的傷疤，也總是笑著跟哥哥說：「我比你厲害喔！我有打敗大怪物過呢！」

最終，本案作出不起訴處分，經抗告無效後，女童父親另外提起民事訴訟求償100萬元，也被地院駁回。

（在民事訴訟中，雙方所提出的事實經過與報紙報導有所出入，為簡化以便討論之故，在此未針對訴訟中雙方所提出的經過事實詳加論述。）

從溝通關懷出發 ▼▼▼ 案例關鍵檢討

發生問題後，溝通關懷員介入，分別跟雙方見面，做適度情緒支援及發洩，以「敘事著手」來適度獲得雙方對於事件經過的說明，期能重建及確認事實，並協助檢討發生的原因。

釐清病方真正訴求

一方面分析病方的立場及欲求，接著要協助醫方做出適度說明，才不會讓雙方持續在對立及情緒化的氣氛中，而毫無對話與進展。

穩定醫方情緒加強勇氣

除了關懷病方，接下來要做的是協助醫方穩定情緒，並做出滿足病方欲求的項目，例如病方想要對事件為何發生有所瞭解，以及將來如何避免、繼續住院下去會不會發生其他問題等等，醫方都應在心情平穩的狀況下做出適當的回應。

堅持對立必有未解的問題

要深入瞭解病方為何在刑事告訴不起訴後，又申請再議遭到駁回，甚至直接訴諸法院，聲請交付裁判均無法成立後，繼而又提出民事告訴。醫方在發生問題前的醫療經歷，有沒有值得注意的事情，進而影響了日後爭議的產生？病方如此執著一告再告，顯然溝通關懷不足，雙方無所共識，這是醫方必須持續關注的部分。

執著對立，並非都為錢

不要將病方所作的一切都認為「只是要錢」，這麼簡單的二分法，對於醫方並沒有好處，反而錯失好好解決問題的契機，而且對於病方的權益、醫療安全、醫療品質皆無濟於事。

Case Study 4 陰錯陽差——覺得被耍、被甩的病人

咚咚咚！

門診的門被捶得震聲大響，夾雜著長期在醫院看診的甲先生的怒罵聲，在小小的候診空間一陣陣傳來。這是平常安靜的小醫院前所未有的騷動，醫院的醫糾處理人員出面好心安撫，暫時把衝動的甲先生勸阻下來，並且一起離開了現場。

看診中的醫師當場被嚇得臉色發青，從那之後，一想到這個情景便緊張得發抖，莫名害怕，吃不下飯，因此驟然瘦了好幾公斤，也無法繼續看診，院方因此讓她請假1個月。

在院方持續的關懷慰問下，甲先生好不容易終於鬆口，說出了當時怒氣沖沖的原因。因為他曾經來醫師門診處理某項醫療問題，經過幾次後，醫師說無法再處理下去，請甲先生轉院處理，甲先生無奈照做；至第2家醫院後，醫師說需要某種治療機器，但該院沒有，再轉介至第3家醫院，幾經折騰終於完成治療。

發生衝突的這一天，是因為甲先生又如往常回到原先的醫院，接受固定的治療，但是經過醫院的某個地方，竟然看到「那台治療機器」，當下怒從心起，便去找醫師想要理論。

從溝通關懷出發▼▼▼案例關鍵檢討

醫師對於突如其來的怒罵，畏懼害怕之情形可見一斑，此時院內必須立即啟動「關懷機制」，幫助醫師渡過忐忑不安的時期。

醫師真的瞭解院內資源嗎

醫師也需要自我檢視，誠實面對自己心裡害怕的原因，並且勇於面對病人。如果是事後才發現醫院明明就有那台治療儀器，或是醫方當時沒有說明清楚為何將病人轉院的原因，這些疏忽，病人知道了必定會非常的不愉快。

病人因為「在該醫院看到有同樣的治療儀器」而發狂，這個關鍵訊息得來不易，是透過學習過「溝通關懷基礎工作坊課程」的處理人員努力化解心結，許久之後，病人才完全放下心防說出來的。

曾經信賴，傷害更深

本例在課程上討論時，多數學員認為病人接受醫院慰問金，心情好轉，願意面對醫師，即算結案。但溝通關懷角度認為，雙方如有修復關係，才算圓滿結局，若能在雙方有意願時安排見面，醫師接受病方因造成她的緊張害怕、難過與不安而道歉，相對的，也願意為病人覺得「被拋棄」、「醫療疏失」而生氣之事道歉，這樣才算是修補關係。

接下來，將整個過程再次檢視分析，結合病人安全及醫療品質檢討，包括暴力防治對策等，確實訂出改善方針，才算是真正結案。

真誠聆聽，找出故事的頭緒和癥結

處理本案件的關懷人員值得稱許，他瞭解並找出了病人到醫院生氣理論的爭議點，並做了適度的處理。關懷必須結合「敘事著手」的概念，好好聆聽醫病雙方當事人的故事，因為雙方當事人常常處於混亂的情緒中，需要協助幫忙，才能整理出頭緒。因此，聽完雙方各自的故事後，要能理出頭緒，再想辦法將雙方的故事兜在一起，重新寫出一個彼此能接受、能走出過去的嶄新故事。

結案於雙方關係的修復

切記，勿自我設限，不要將結案的目標設定在「不提訴訟」，或是「接受慰問金」等，而是要以「修復關係」為目標去努力。當然，並非每次醫療糾紛都可以達成這麼好的結果，但是目標若一開始就設的太淺短，則很難會有好成果。

不當砲灰！冷靜面對盛怒的人

面對盛怒的病人或家屬時，要有一套正確對待的處理方式，否則便會火上加油，更加不可收拾，甚至上前處理的人員會成為申訴的目標。

少說多聽，先安撫情緒，必要時請警衛陪同，第一時間的降溫很重要，不要急著想溝通或解釋，以避免擴大情緒問題、捲入風暴。這在溝通關懷學習的課程中，是一項必學的課題，沒有學習深思體現的人，一般都會作出不適當的舉止，這就是為什麼所有可能會面對糾紛衝突的人，都應該學習溝通關懷的原因。

② 除雷——覺察力不足疏於防範

本類醫療糾紛案例是屬於只要覺察力足夠，並採取適當的防範措施，即可有效預防的情況。再者，醫界大部分的人對於糾紛衝突有杯弓蛇影、過度擔心害怕的現象，對於只要是吵鬧、抱怨的病患或家屬，都認為是來者不善、故意找碴的人。本類案例特別選取無關所謂「奧客」與否的暴力事件，以突顯2個重點：

- 必須加強覺察力之提昇，以及從制度面來改善暴力。
- 必須改變「所有吵鬧抱怨的病人或家屬100％都是奧客」這個錯誤的認知。

以上2點必須確實做到，否則無益於醫病關係的改善。

醫院暴力的起因，也來自於政策問題，如《遠見雜誌》黃漢華編輯所寫的一篇關於「醫糾法缺臨門一腳未能三讀通過」的文章，開頭提到：自從全民健保20年前實施，適逢台灣社會開始走向民主化，醫病關係就逐漸惡化。加上民眾不正確的就醫習慣及心態的養成，以及醫院失去「訂價權」，無法反映成本，在在都促成了醫療暴力的溫床。

雖然急診暴力必須譴責，許多醫療糾紛的病方行徑讓人無法接受，通通被稱為「奧客」，但其實也有些特殊的狀況，像是有些施暴打人者是受到酒精、藥物或疾病影響，而在無意識之下產生不當的行為。因此，我們把它分為「真正找碴的」、「表面上看起來是」、「本質不是」3種類型，此部分舉3個案例說明，另外再舉1個案例強調提升覺察力的重要性：

Case Study 1　警戒不足——急診醉漢砸傷護理師案件

依平面媒體報導一則酒後鬧事的案件：一名41歲男子酒後持安全帽砸壞路邊車輛的後照鏡及後車廂，警網據報趕到，逮捕情緒激動的醉男，送往綜合醫院先包紮傷口。

據警方說，當醉男抵達醫院急診室時，情緒已經稍微平復，此時一名護理師正在打電話聯絡其他病患的轉院事宜，醉男以為護理師在罵他，突然飛身重擊護理師頭部，造成護理師頭部血流如注，幸而經包紮後無大礙。但護理師堅持提告，因為此事件的發生，急診室呈現一片低迷氣氛，院內開會後對外說明情形，並譴責急診暴力。

由當時監視器影片還原事件經過，可以發現一些細節：當時警察因為該男子已經平靜，便鬆綁其中一手的手銬，雖然還是站在男子旁邊，但未再警戒。當護理師在男子附近的工作站講電話聯絡事情時，該男子突然爆起，用帶著手銬的手砸下去，造成護理師額頭流血，還有輕微腦震盪。

從溝通關懷出發▼▼▼案例關鍵檢討

本案例暴力事件的發生，突顯院方與警察在衝突管理面向都呈現輕忽的態度，需要重新檢討疏失，並需加強訓練醫院人員危機覺察、防範處理的能力，以及保護自身工作之安全。以下幾項為本案必須檢討改善之處：

實地演習沒有發揮效果

根據日報的報導，此綜合醫院曾進行2次急診暴力演習，但仍然發生急診室醫護人員受傷的事件。因此，必須檢討如何避免「表面化的演習」，實質的去探究事件的原因，徹底覺察過程中的疏忽，並研究出改善方法確實執行，找出醫院內最適當的人員布署，建立因應對策，才能確實防止暴力攻擊和傷害。

政策與法律規定

對於醫事人員施暴的案例，應該修法改為「非告訴乃論」一事，鄭逸哲教授曾於《台灣法學雜誌》提出相關刑法之說明：凡是對執行醫療業務中的醫事人員加以傷害，不僅符合「傷害構成要件」，亦符合「對醫事人員施暴構成要件」。亦即同1個傷害醫事人員的行為，同時具有「傷害構成要件實現性」和「對醫事人員施暴構成要件實現性」，但不能違背刑法禁止1事2罰的根本立場，故需「從重擇一」，優先適用「對醫事人員施暴構成要件」而成罪。

法令事典

非告訴乃論罪實施條件

傷害構成要件自1935年以來，即規定為「告訴乃論構成要件」，迄今並未修法變動，但立法院於2014年1月14日增修《醫療法》第106條第3項時，並未將「對醫事人員施暴構成要件」規定為「告訴乃論構成要件」，故其屬「『非』告訴乃論構成要件」。

因此，對醫事人員加以傷害的事件，不需被害人提出告訴，檢察官即「得」且「應」主動依對醫事人員施暴罪加以偵辦。

雖然，政策與法律規定已經調整加強，後續效應如何，有待觀察，不過若想要倚賴法律完全解決這個問題，是不切實際的想法。

加強院內防暴機制

院內保全為第一線維持醫院安全的人員，每一所醫院都必須建立防範施暴的機制，並確保有能力執行，才能真正達成維護醫護人員和其他病人安全之目標。

警民連線的加強

院外支援以警察為主，因此平常就要建立警民連線，保持暢通聯絡的管道，警察必須在最短時間內趕到現場維持秩序，此為基本要件。這部分目前多數的醫療院所都應該已經建立，但誠如上述以及接下來的案件，竟然都是警察已經介入，醫護人員還是被攻擊！因此，「警民覺察防範」也是應該再加強的課題。

加上「溝通關懷員觀點」的危機處理小組訓練

醫護人員應具有敏銳的覺察力、臨危不亂的溝通技巧，除此之外，醫院在這方面的政策推動、整合協調及定期檢討機制上，若能在原有的「危機處理小組」運作上，加上溝通關懷員的觀點，會是最完善的運作方式。

根除醫療暴力5種力量

改善醫院暴力事件，需從5個方面來著手加強：

●**政策面**：政府應充分補助醫療暴力預防及處理成本。另外，跨部會合作非常重要，除主管單位衛福部及法務部以外，勞動部針對勞工安全、內政部警政署的配合及教育部的國民教育等，都是要整合加強的環節。

●**宣導面**：製作宣傳短片及海報、警告牌分發。（本公益信託團隊製作之防暴海報可參見附錄三）

●**支援關懷面**：■支持當事人所需，如暫離職場。

■醫事人員應普遍投保意外事故失能險（若受傷嚴重，休息數月無薪給付之填補，或傷殘死亡給付）。

■醫院協助當事人告發，並陪伴出席所有法律程序。

●**提升避開危險的能力**：「覺察力」是必備的技能，要對即將暴力侵犯之人產生警覺心，避免觸犯引爆盛怒之人，對酒醉、毒癮等高危險族群要施以安全戒護，隨時都要提高警覺，保護自身安全，避免受傷。

●**財源回饋面**：對於罰款及判刑罰鍰，宜專款專用，以補助必須的支出。

Case Study 2 失控鬧事——吸毒女毆打護理師和保全

一名19歲女子因為不滿醫院看診卻不開藥，加上認為醫院方面對她服務態度不佳，便動手毆打及拉扯急診室的護理師，造成2名護理師及保全受傷，連獲報趕抵現場處理的警員，也遭辱罵及拉扯，該女被支援的警力制伏後，還在她身上搜到毒品吸食器，偵訊後被警方依傷害、妨害公務、公然侮辱及毒品危害防制條例移送法辦。護理師口述當時的情況：「該女到急診室就診時，就對服務態度感到不滿，看診時還以手機拍攝急診室內護理人員處理的情況，完成後，她開始質疑醫院為什麼不開藥給她？醫生解釋她已經有服用同樣病徵的藥物，該女不滿意醫護人員給的說法，堅持要找值班主管，主管安撫了她1個多小時，該女依然不滿意，誰知道竟然朝我頭部毆打，還把一旁的另一個護理師及協助的保全也打受傷，後來好險有警方及時抵達處理，才將她制伏。」

從溝通關懷出發▼▼▼案例關鍵檢討

此案例與前面的醉漢傷人一樣，都是在意識不是很清楚的情況下施暴，因此特別需要加強防範。這一類案件必須思考如下幾個問題：

對危險徵兆要敏感

加強防範這類「危險病患」到院時的診療機制，並且訂出一旦出現哪些徵兆時，就必須採取警戒防範，提高醫護人員的警覺性，以避免這類病患不預警的暴力傷人。

把激動病人帶離現場

此案病患和醫方已經有所爭執，且值班主管安撫1個多小時還不滿意，此類難解的狀況，應該在剛開始就有許多徵兆可循，第一線人員尤其要能及早覺察和防範，避免危及醫療現場安全。

全體人員安全訓練

同醫院該護理人員於1個月後再次發生被打事件，該名醫護人員自我保護能力和危機意識亟待加強，也建議該院檢討全院之教育訓練，讓醫院全員都有能力在危急時刻隨時支援彼此。

受暴同仁的事後關懷

除了要找出正確的方向與途徑教育員工，提升員工保護自己的能力，也要做到真正到位的關懷，讓受傷害的員工能夠走出暴力的陰霾，感受院方和同事的支持，增強信心和勇氣。

高階主管也需關懷與再教育

關懷的角度，是要改變當事人的認知，以提升當事人的相關能力，除了關懷病方的狀態和糾紛之起因，也包括醫護人員對於自我能力、心理狀態的關懷。在自己都未能做到這樣的程度時，光是抱怨新人難教，老人學不來，是無濟於事的，如本案例有這種施暴情形反覆出現，表示或許高階護理督導及中高階醫院主管，也都是應該被關懷、再教育的對象。

Case Study 3 意識障礙——失智老人躁動攻擊護理師

被照會的醫師在前往看病人的途中，醫護人員不斷提醒：「那婆婆可能會打人喔，急診室護理人員才被打了1拳，要小心喔！」

這位學過促進溝通調解的醫師，也因為醫療暴力層出不窮，關切著員工關懷問題，雖然這並非他的職責，卻仍然很熱心的對案情加以深入瞭解。

這位急診室送來的失智老太太，飲食情況不佳，營養失衡。急診醫師開立抽血檢查後，男護理師要幫她抽血時，因為老太太躁動不能合作，想要幫她固定手臂而稍加強迫之餘，被她揮拳擊中了肚子。

問了當時被打的護理師心情是否受影響？他說：「完全沒有影響，婆婆是病人嘛，本來就可能會這樣。」

從溝通關懷出發▼▼▼案例關鍵檢討

關懷要以「被關懷對象情況為何？需要什麼？」為出發點，每位當事人的情況不完全相同，不能以同一標準來認定和處理。重點在於：**不要預設立場，避免執著於自己先入為主的思維中。**

因應病方條件決定關懷方式

本案屬於意識不清或無法自理的人，所說的話和所做的行為，不能以「奧客」或「暴力」來認定，並且不要強逼當事人接受院方、高層或關懷小組強加的關懷方式，以免變成一種騷擾和無理的對待。自以為是的做法，只是關懷者的自我滿足而已，絕不是真正的關懷，也不是政策上所期待關懷小組成立的目的。

((Note))

關懷是從對方出發，不是自己認為已經付出關懷就是關懷了。關懷能不能到位的最大的妨礙，就是自我滿足。

自我保護與團隊支援

醫護人員除了關懷病人，相對的也要懂得自我保護。尤其對於無法為自己行為負責的病人，醫護人員更必須拿捏互動之間的分寸與安全性，提升觀察力、敏銳度和應變能力，以正確的方式介入，避免公親變事主。院方也要有維安的組織訓練，必要時需戒護人員出來協助衝突管理，不可掉以輕心。

以監視錄影保全證據

有些歧見和紛爭即使表面看來問題不大，但是相關的報告及檢討仍應進行，積極去改善其中的缺失，預防下一次類似的問題再發生。能協助事後檢討和還原事發現場的重要工具，就是監視錄影器，平日就要確認：醫療環境有無監視器？錄影功能是否持續運作良好？就曾有真實案件是病人跌倒骨折，家屬要調閱監視器錄影帶，院方說：「沒問題！都有錄影。」到了要看片子時，才發現錄影功能不知何時就已故障了，導致家屬更加質疑院方有問題。因此，例行的設備功能檢測不能輕忽。

Case Study 4 延誤手術爭議——車禍開顱後淪為植物人

一位年輕人騎摩托車自撞樹木，造成顱內出血，送醫後緊急開刀，開刀術後病情一度好轉，但是幾天後卻再度惡化，經第2次開刀雖然挽回一命，卻成為植物人。

家屬認為醫院在術後未嚴密監控病人的病情變化，導致延誤第2次開刀時機，因此告上法院，民事求償因法官認定醫方有過失，且與病情有因果關係，經過公式計算，判決醫師及醫院必須連帶賠償3000多萬元，但全案並未定讞。在訴訟進行中，被告醫方接手的律師做了一番查證，發現訴訟進行的這幾年期間，原告仍然不時到這家醫院就診住院，更重要的訊息是，原告已經在某次前往該院急診就醫途中無心跳呼吸，到院時已死亡。此點讓賠償金額由3000多萬元，立刻改變為500多萬元，全案經過多年纏訟，至今已經和解落幕。

從溝通關懷出發▼▼▼案例關鍵檢討

這一類型的案件要提醒的是：醫療糾紛案件的發生，在其過程中有許多現象和證據必須敏銳觀察、提高警覺，那也許就是案情翻轉的關鍵和契機。

特殊病人警報系統

遇到有特殊背景或曾有醫糾記錄之病患，其病歷資料應有所註記，並且建置警報系統，一旦特定人士掛號就醫，系統就會跳出警示，並且通知相關處理人員，立即採取因應的準備。

最熟悉的人就是關係橋樑

本案以正面來看，病人持續來就醫，很可能是本人或家屬對這間醫院依然信賴，也有可能是出於其他因素。無論是什麼原因，病人繼續來就醫，正好可以找出機會化解彼此的心結。

更有效的做法是找到「關鍵人」，就是找平常病方最常接觸、協助他最多的醫事人員與之互動，出面關懷瞭解，如此比較有機會找出問題癥結點，協助病方與有嫌隙的醫事人員恢復良好關係，化解糾紛，防範後續暴力的發生。

提高警覺系統與蒐證的意義

當醫病雙方已經有嫌隙時，任何新增加的一點點小小的不滿，都可能導致更大的問題。再者，病人或家屬可能會想盡辦法找出對病方有利的事情，反之則是對醫方不利的證據，因而，病方可能對後續治療全程錄音、錄影；這一點相對的，醫方也應透過監視錄影系統同樣操作，以保全證據的完整性。

Case Study 5 人情與規定——情理法三角天秤，大聲不代表暴力

冬天的清晨6點，醫院裡大多數的病人與家屬仍睡著。而此時護理師已開始忙碌，要巡視病人、測量生命徵象、給藥、記錄輸入輸出量等。心臟科病房護理師小芳（佚名）推著工作車，穿梭在病房中，她看到病人王先生（佚名）從病房走出來，於是打招呼：「早啊！」，王先生露出微笑點點頭，又走回病房。

不一會兒，王先生又走出來說：「護理師，我想要出去一下。」小芳立即回答：「現在不可以哦，等一下我跟醫師報告一下。」10分鐘後，王先生又過來說：「護理師，我想要出去一下。」「值班的醫師說你才穩定下來，等今天主治醫師來看過，再決定可不可以出去。」「我就出去一下下，很快就回來。」「你要去哪裡？」「沒啦！就出去一下咩。」「沒有要去哪裡，就在病床上等主治醫師來再說。」「小姐，我真的要出去一下。」王先生的聲音已開始上揚，「厚！就跟你說醫師沒有同意，你就不能出去啊！」小芳的語氣也開始顯得不耐煩且堅定起來。

5分鐘後，王先先穿著便服往外走，「你要去哪裡？就跟你說不行，你聽不懂嗎？」小芳提高了嗓門喊住他。「×××，恁爸要去佗位要妳管！」王先先也大聲回吼，「你如果自己出去，發生事情要自己負責哦！」「你現在是在詛咒我出事情嗎？等一下我回來再找妳算帳，妳給我小心點！」王先生狠狠的踢了一下護理站便揚長而去，許多家屬也跑出來看發生了什麼事。小芳立即哭著向值班護理長報告：「我被恐嚇了！」

單位護理長到勤時得知這個消息，先安慰小芳，緩和她的情緒，並從小芳及同班的同事那兒瞭解事情發生的經過。「他昨天才從加護病房轉出來，萬一跑出去，發生事情怎麼辦？」「請假有請假程序，就跟他說要等主治醫師來，他也不聽。」「也不說要去哪裡，真叫人擔心。」「他突然變得很生氣，說話又很大聲，還說要找我算帳，叫我小心點，我真的好害怕。」「很多家屬都跑出來看，他們會不會以為是我的錯？」小芳說出了內心複雜不安的感受。

不一會兒王先生回來了，路過護理站逕自往病房走去。護理長稍後到病房關切，王先生說：「是護理師先口氣不好的」、「要求她來道歉」、「一點都不瞭解病人需要什麼」、「通融一下都不行」、「只說不行外出，也沒說理由」、「也沒有告訴我請假程序」、「沒有恐嚇她的意思，真的是太生氣了才踢護理站」、「我只是去廟裡面拜拜而已，只是怕你們學西醫的不大相信這個，所以沒說出來」。

其實，50歲的王先生正值家中經濟負擔很重的人生階段，突如其來的急性心肌梗塞讓他十分擔憂。在急診的時候，他默默的向觀世音菩薩許下心願，如果可以幫他撐過這一關，他一定到廟裡謝恩。歷經心導管支架置放，以及從加護病房轉出，王先生一心只想趕快到廟裡謝恩。

從溝通關懷出發 ▼▼▼ 案例關鍵檢討

當衝突發生時，當事人雙方都會有很高漲的情緒，包含了憤怒、失望、委屈。初期的支援關懷，「情緒」是很重要的課題。

過濾情緒後重新敘事

護理長以「敘事手法」，讓雙方對事情重新描述與再澄清，雖然一開始的爭議點是在「能不能離開醫院」，其實最根本的顧慮，都是放在病人的安全考量上。

面對情緒高漲的病方，若當時能有第3者溝通關懷員立即出面，暫時隔離他針對的工作人員，瞭解其需求，並適時、適當予以解決，讓他感受到問題被重視與滿足，應該就能讓事件稍作緩頰。

硬碰硬必陷入敵對僵局

病方有出現一些較激動的語言及行為，若醫方一開始就把他當成「恐嚇」來處理，反而容易讓事情擴大。遇到爭議事件，醫護人員或專門溝通關懷員，如果針對病方激動的言行來指責，或是病方指責工作人員服務態度、語氣不佳，都會讓雙方築起心防。反之，以「同理心」關懷其情緒背後的原因，先使雙方平靜下來，才有機會善化彼此未來的關係。

當然，我們也要適當的讓病方瞭解，這樣激動的言行，對事情的處理並沒有幫助，反而造成對工作人員的不良影響；另一方面，也要適時讓護理師小芳瞭解，在應對時宜採用較緩和的語氣，並把自己擔心的部分更完整的說明，就能避免對方誤會。

③ 降溫——初期處理不妥擴大事態

本類案例特點是在爭議初期沒有好好處理，錯失良機，讓事情變得更加難以收拾。關懷小組原先設置的目的，正是為了要針對這類情形而設，雖然目前各醫院普遍設有「醫療爭議關懷小組」，可惜仍然會看到有名無實的情況，運作不佳。

Case Study 1 大體處理草率——孕婦臨盆前死胎意外

一位37歲不易懷孕的婦女，好不容易懷孕了，也按時地做產前檢查，就在預產前最後1次產檢時，醫師認為沒問題的情況下，高興地準備迎接即將來臨的新生命。但隔了幾天後，因為自覺沒有胎動而詢問醫師，醫生說：「沒問題，再觀察看看。」但2天過去了，還是沒感覺到胎動，因此婦女再度打電話到醫院，在護理人員建議下返回醫院檢查時，卻已經是胎死腹中。

婦人說：「看到死去的胎兒時，我很難過，她被醫院當成廢棄物處理。我多次打電話希望院方能給我一個說明，但似乎事情越鬧越大不可收拾。」

在這件媒體矚目的案件公開之後，傳出該名醫師辭職的消息，引起醫界譁然，認為醫糾問題又逼走一位所剩無幾的婦產科醫師。在輿論壓力下，婦女出面說明，強調自己並沒有要告醫師，況且院方也提出澄清，醫師是因為個人生涯規劃早就請辭，此外，面對外界所質疑她要求2000萬元賠償金，她也強烈駁斥，說是院方主動說要賠償，2000萬元也只是氣話，因為再多的錢也換不回女兒的命。

婦人說：「看到她，我很難過的是她那麼大隻，結果打開的時候，整個人是被捲成一坨，然後整個身體這樣子就是曲在一塊。」一想到女兒胎死腹中，大體還被醫院當成廢棄物處理，婦人眼淚流個不停，她說事到如今，不僅院方都沒有給她一個交代，網路上還把矛頭指向她，說她逼走了醫師。

針對這個部分，她談到：「因為現在網路一直撻伐我，說就是因為我，醫師不做了，可是事實上不是這樣，因為幾個月前他就已經請辭，也已經批准了。有人說我們出來開記者會，對醫師未審先判，可是同樣的，很多事情你們沒有來求證我本人，不也是對我未審先判啊！就在網路和電視上不斷攻擊我。」

一篇篇攻擊文章，讓婦人一夜沒有闔眼，至於外界質疑，她向醫學中心要求2000萬元賠償金也予以反駁。婦人解釋：「我跟我先生很氣憤，所以我們就很生氣跟他說我們要2000萬，可是我們不是真的要2000萬，我們只是要一個公道。」

醫師方面的說法是：「這名37歲的婦女好不容易懷孕，也很按時地做產前檢查，就在最後一次產檢時，一切似乎順利沒問題。我已盡力，且此孕婦多次接受產檢皆無異狀，但最後返院檢查，卻發現胎兒已無心跳。在那幾天有許多變數，無法確定胎死腹中的原因，而胎死腹中發生率約為6/1000，但原因多半不明。對胎兒遺體處理之事，我們會進行檢討，至於要2000萬，我無能為力，而且我也要離職了。」

從溝通關懷出發▼▼▼案例關鍵檢討

此案例可以看到許多人性無可避免的一些反應，唯有認識這些反應，並且能夠跳脫，才有可能對整體醫療環境有所幫助。

有些醫護人員遇到問題，常會在醫事族群中互相取暖或妖魔化病人，覺得會吵鬧的都是奧客，醫護已經很可憐了，自認完全沒有需要改善的地方。這種面對衝突就用合理化來解釋的心態，也許是暫時緩解壓力常見的方式，但並不是最妥善的。

有些醫院則會以息事寧人的態度面對這種問題，即使院方採用處罰方式，也可能是關起門來自己打，或是刻意打給別人看，滿足病方表面上的要求。以上這2類都是醫方常常會有的心理狀態，並非衝突管理，也不是真正的關懷。

進一步思考此醫學中心的案例，暫且不討論醫學中心關懷小組的運作細節，僅先探討理想的溝通關懷進行方式該如何實施，以供檢討參考：

加強回報機制與一線資訊

初步介入糾紛時，應迅速收集相關資訊，以及瞭解牽涉到的人員狀況，指派中立而沒有壓力的第3者來擔任溝通關懷員，以便公正客觀的進行溝通關懷工作。

溝通關懷員1對1接洽

溝通關懷員在介入處理前要先表明身分，1對1與病方接洽，以認真處理的態度以及中立的立場，聆聽病方抱怨、舒緩壓力及情緒、建立關係，並帶回重要的訊息。

同一溝通關懷員與醫方接洽

同一溝通關懷員1對1與醫方接洽，表明身分後，執行與病方接觸時的相同步驟，以認真的態度以及中立立場，聆聽醫護當事人的抱怨、舒緩其壓力、建立信任關係，並帶回重要訊息。

資訊整合確認，回關懷小組評估

對於階段性的溝通訊息，各部門要給予意見以及必要的協助，找出雙方各自的關懷關鍵人物，如醫方常常是該科主管或資深醫師；病方則是之前接洽頻繁、有相當關係基礎的醫護人員，例如此例可能是門診護理長，或是其家庭中比較可以溝通的近親好友。

釐清雙方的質疑與要求

溝通關懷員對於病方提出的質疑或要求，並非去談判條件，而是確實接收其想法及要求，舒緩情緒之後，適度提問，讓當事人理解他所提的是否確實是想要的；對於醫方也是如此，確實釐清其真正想要的是什麼。

接下來，要對於雙方的需求表示理解，認可雙方價值，並表達感謝他們提出訴求，然後將具體要求帶回關懷小組，供院方相關會議做出適度的回應。

溝通關懷員主要是做「院方」與「病方」兩方的媒介，在彼此之間搭一座橋，塑造彼此能溝通的環境。

安排3方見面建立共識

當院方與病方雙方準備妥當時，在「適當的時機」，溝通關懷員安排3方見面，一起討論、交換情緒及資訊，最後協助雙方在自己的意願之下互相接受結果，以修復關係為目標。

對於並非中大型醫院，人力無法如此充沛的醫學中心、區域小醫院及診所，進行溝通關懷的方式，可借助公會、協會或第3單位的力量，提供溝通關懷之協助。

媒體公開發聲之利與弊

利用媒體發聲可以迅速獲得回應，但是水能載舟亦能覆舟，媒體造成的對立與以訛傳訛的效應，常常會造成反效果，不可不慎。如果醫方能夠好好面對病方當事人，病方就沒有必要去找媒體，也能減少事件被擴大和渲染。

根據瞭解，會去找媒體發聲的案例，經常都是當事人求助無門，聲音不夠大就沒人理會的狀況，這是醫方所需要深切省思的部分。

Case Study 2　舉止不慎——放射師不慎觸碰病人私部位

女性放射師協助同性病人接受核磁共振檢查時，不小心碰觸到病人私密敏感部位，病人因此很生氣的責罵放射師。放射師雖然當下一再道歉，但並未被病人接受。

第2天，放射師接到被申訴態度不佳，由醫院社工出面，幫忙緩解病人的情緒。沒想到之後還是接到衛生局公文，表示有病人申訴要求醫院處理，其中不僅指出放射師的行為不佳外，並指責社工的態度非常不好。

從溝通關懷出發 ▼▼▼ 案例關鍵檢討

看到此案例，第一個反應大都會認為是病人吹毛求疵，要求太多，自己想要被當成特別貴賓看待。然而，尚未真正探討病人為何會有如此反應之前，應該用不同的角度思考，也許會看見不一樣的問題點和處理方法。

深思、反思、三思

✲ 病人為何不接受道歉

首先，要思考瞭解為何放射師一再道歉，但並未被病人接受？什麼是「誠意」？如何才能做到「有效的道歉」？

✲ 是帶著指責的安撫嗎

其次，也要思考為何醫院社工出面幫忙緩解病人情緒，反被指責態度非常不好？

✲接手案件如何銜接

社工的困境為何？「第2手處理人士」應該有的態度為何？

✲關懷培訓如何精進

整個醫療環境中，人員的培訓需要如何加強？溝通關懷的角色是什麼？為何如此重要？又該如何協助？

不要急著想解決問題

✲誠懇表達誠意

事發當時，即使一再重複道歉，但未針對讓對方不高興的問題點來致歉，反而會被認為是沒有誠意。

✲傾聽對方宣洩

事後雖由社工出面，卻未能傾聽對方、讓病人宣洩，並試著找出不滿的原因，只是一味想要解釋和致歉，這也只會讓對方覺得你想要敷衍了事而已。

✲找出爭議點

當社工初步溝通關懷病人時，必須先以正確、誠懇的方式建立關係，再與放射師談過，進行溝通關懷，最後協助放射師與患者3方一起見面會談，當面再次誠意的道歉，最後才能促成雙方修復關係。

道歉三明治完整步驟

道歉不是一句「對不起」就結束了，道歉是一門很深的學問，需要專書探討，在此簡要說明。有效的道歉，必須做到3個程序：

●**第1層**：首先就「整件事情」道歉。

●**第2層**：其次就「具體事實」道歉。可能的話，包含以後該如何具體改善，都可一併表達。

●**第3層**：最後再次道歉。

若沒有這樣做的話，會被認為只是想脫身，或自我滿足想要心安，不是真心誠意想道歉，因而達不到效果。

Case Study 3 曖昧診察——泌尿科檢查惹上性騷擾控訴

中年男性病人因為左股溝有硬塊，最近感覺不舒服較明顯，而去看某醫學中心級的醫院泌尿科主治醫師，這位年輕醫生，已婚，異性戀傾向。雙方因為檢查經過、說明及診斷書問題而有爭執，病人因此申訴醫生對他看診時有猥褻的感覺。

病人描述當時的情況：到醫院泌尿科門診就診時，向醫師說明左股溝有硬塊，最近不舒服的感覺比較明顯，醫師將帷幕拉上，並戴上診療手套，指示要脫褲檢查。此時，我自己將內、外褲脫一半，醫師用4隻手指按在左股溝有硬塊感覺的部位，告知說這邊有硬塊，醫師要我把褲子全部褪下，我把褲子脫到腳踝處，仰躺在診療床上，醫師說站著檢查就好，我就在診床旁站起來，醫師用手指由陰囊下方往上用力觸探，再要求我要縮小腹，再次用手指從陰囊往上用力觸探，並問我硬塊的一些情況。

之後，醫師指示我躺到床上，我照做後，醫師又再次重複站著時候的檢查方式，之後並撥弄我的尿道包皮，讓龜頭露出。接著才開始觸探我的股溝，在有硬塊的部位觸探幾次後，問我是不是這裡有硬塊，我說是，就結束檢查了。

這時我突然感到奇怪，這位醫師觸診我性器官之前，並未問診該處是否有何不舒服，而最後才觸診我說的患部，觸診又似乎很隨便，感覺並未認真檢查。我整理好衣褲後，就問該醫師有何診斷？該醫師說還要再觀察。

此時我用堅定的口氣，要求他說出明確的診療判斷，醫師竟然說：「你為什麼那麼大聲問？」表示不願說明。

我再次要求，醫師竟然呼吸急促的說：「我不看了，你出去。」

我被激怒並提高聲調，要求一定要醫師說明診療的判斷。醫師竟然要護士叫警衛來趕我，護士有些慌張，也沒有叫警衛，這位醫師竟然奪門逃出診療室！

我跟護士要了投訴單，走出門準備要填寫，當我一走出診間，醫師竟然又急奔回診療室，並且關上門。

我寫好投訴單後，到醫院的投訴專線投訴，接聽的公關說會儘快處理回覆，但只能保證1週內會回覆。我覺得不滿意，就再到掛號繳費大廳，向大廳的所有人大聲重複說明我被醫師觸診性器官，要求醫師說明診療的判斷，醫師竟然不做說明，還要請警衛趕我等事實。

大約到中午過後，2位行政公關出面處理。受理我投訴的包括1位較年輕的先生，與另1位年紀較長應該位階較高的先生，高階的先生對於我的訴求認真聆聽瞭解，很快就決定第2天晚上一定會給我明確的診斷證明，態度積極值得肯定。

到了隔天約定的時間，我依約去急診詢問處，要索取該醫師的診斷證明，該文件上說明觸診沒有發現引起我股溝疼痛的任何線索。對於我去求診時強調「股溝有硬塊」的問題竟然隻字未提，讓我感覺很憤怒！因此，我就在診斷證明上寫明「我就診的主訴求並未說明，不接受該診斷證明。」

回來後，覺得自己應向第3方披露此一事件，針對醫師並未問診性器官與股溝硬塊的關聯，就以性器官做觸診行為，並拒絕說明其醫療行為的判斷，事後開的診斷證明中，又完全沒有針對我就醫想瞭解的患部做說明。

醫方的回應與陳述

對於病人強烈的質疑，醫師解釋了自己的行為符合醫學教育及檢查的必要性，接著，他質疑這些必要的身體檢查被解讀為「醫師對病人的猥褻」，往後醫界其他同仁如何對疝氣、陰莖癌的患者做出正確的觸診？並接著澄清發生的一些狀況，並非病人所想的那樣，他是為了冷靜不受情緒影響、為了避免衝突擴大、想要繼續他的工作、想強調他的性向及婚姻狀況，才會相對憤怒，離開診間先自我冷靜之後，再回到診間繼續為其他病人看診的工作。

醫師並且對病方做出了如下的回應：

「完全不想再跟你做病情解釋，

對被指控猥褻不得不做出回應，

因為為了避免醫師對基本的身體檢查產生疑慮，

為了避免醫學生對教科書的內容失去信心，

為了避免一味的姑息導致醫療體系繼續崩壞，

為了讓民眾的就醫權益與安寧獲得保障，

還有為了我看完申訴內容以後超級不爽，

你的文章我已經列印下來，委由律師處理中。」

從溝通關懷出發 ▼▼▼ 案例關鍵檢討

這個案件可以看到雙方當事人認知差異的鴻溝，任由雙方互相對話必定無法化解，只會落入越鬧越僵的窘境。

當場若有溝通關懷員介入

當時，若能有溝通關懷員幫忙病方，傾聽、讓其宣洩不滿的情緒、整理病方的疑點，協助病方詢問醫師這些想獲得的答案，盡量完成當初看病的目的，那麼結果將會大大不同。

如果還有第2位支援人力

如果有足夠的人力，最好有另一位溝通關懷員來協助醫方，緩和醫師的情緒，探索他的想法和欲求，看看是否有必要暫緩與病方對話，或是代為傳達想溝通說明的事項。

雙方關懷員的共議整合

雙方的關懷員必須持續追蹤、支援，並確認醫師和病方的所處狀況，以及對事件的看法。最後，找一天合適的時機，讓雙方直接面對面溝通，協助修復關係，並從事件中學習成長。

性騷擾爭議較多之診科

醫療診別中，有幾類對病人問診或檢查部位較為敏感的科別，稍有不慎，就容易造成猥褻或性騷擾的爭議，醫事人員必須特別謹言慎行，對病患提前說明清楚檢驗步驟與必要性：

- 泌尿科相關檢查。
- 婦產科相關檢查。
- 醫師聽診女性胸部。
- 醫師以超音波檢查女性病人，不小心碰觸其胸部，或自己下體碰觸到病人。
- 照胸部X光時，需褪除女性病人胸罩，換寬鬆衣物的情況。

以上的診別和檢驗過程中，醫事人員的事前說明和言行都要格外謹慎，減少任何的誤會與爭議。

養成先說明再檢查的習慣

本例病人認為有問題的地方，醫生沒有仔細檢查，卻檢查了病人覺得不相干的部位，或許這是例行該檢查的，或許這是特別要檢查的，當時如果能先說明清楚，便不會造成問題。

沒有這種說明習慣的醫師可能會很抗拒，可是一旦養成先說明的習慣，就能大幅降低誤會。其他醫事人員在進行檢查治療時也應如此，「詳細說明」最重要的是展現尊重病方的態度，要讓對方感受的到，才有效果。

私密檢查宜有第3者在場

特別是關於私密部位的檢查，更要特別尊重隱私，步步解說清楚再動作，且要有陪同人員在旁，以避免不必要的誤會，保護雙方，並且絕對不要以為只有異性才會有性騷擾問題。

醫事人員對於病人要求要有第3人在場，才可以檢查私密部位時，不要覺得不被信任、不悅甚至生氣，反而要謝謝病人提醒，如此才可以保護彼此。

Case Study 4 立場差異——醫師控告同業醫療疏失

D醫師的親人經過為期數個月的住院，與預期過程不同，最後死亡。其中最不能釋懷的是因為要做一項檢查時，該院儀器正好出問題，因此，主治醫師要求辦轉院去檢查，再回來住院，這個步驟上引發了爭執。

除此之外，身為病方家屬，D醫師對主治醫師與院方提出了許多質疑，但主治醫師及院方自認沒有疏失。D醫師雖經多方找人疏通，希望會談，但主治醫師及院方多採公事公辦，不加理會的態度。

經向衛生局申請調處不成，因而提起刑事告訴，結果為不起訴處分，復又提起民事訴訟賠償，經民事調解尚未定論，恐怕還有一段艱辛的路途要走。

從溝通關懷出發▼▼▼案例關鍵檢討

基於溝通關懷的出發點，面對此案件有2項要深思之處：

找出為何家屬堅持上訴的原因

可能原因有很多，但若是沒有經過好好的溝通關懷，是不可能找到真正的原因的，因此，醫護人員要對病方主動的傾聽關懷，這個觀念必須時時放在心中。如果有中立的溝通關懷員協助對話，更有助於找出癥結所在，像是住院過程中，因儀器問題轉院檢查，再回來住院的問題，其中是否發生不愉快？以及經過的種種過程中，是否有說明不清楚的情況？都值得深入探索。

當醫護人員是病人或家屬時

病方家屬亦身為醫事人員，院方在對待處置的言談中，卻顯露被動消極不願多談的態度，即造成家屬這方情緒不滿之種子。

如果病方在住院過程中，讓醫方覺得不是個配合的好病人、好家屬，未具中立性及同理心的醫護人員，心理就會萌生想儘早打發病人，以免夜長夢多的這種心態，在言談舉止間就會不禁流露出來。

治療型敘事調解如何運用

日本NHK電台醫療糾紛特別節目中，對於病人或家屬提起訴訟的多重原因進行探討，發現因為「生氣」的因素佔了96%，真正涉及法律問題只有3成左右。可見**調解糾紛的首要任務，是對於病方的感受、情緒安撫，以及瞭解其背後原因最為重要。**

在調解這類情況時，應該運用「治療型敘事調解」來幫助病方；對醫方則要設法傳達病方深層的需求，讓雙方有機會好好對談澄清。許多案件溝通關懷遇到的困難點，都是在於醫方態度往往不想面對，只求法律解決，因此容易走上對立與訴訟一途。

敘事調解流程與做法

Step 1 建立信賴關係

先分別與當事人雙方1對1會談過，以便建立敘事基礎的信賴關係。

Step 2 協助當事人釐清自己的故事

以傾聽、提問的支援力及敘事關懷力，建立上述關係。

Step 3 **開啟憤怒悲傷故事改寫的可能性**

以IPI分析的覺察力，引導當事人自己理出頭緒。（註：IPI參見第77～82頁）

Step 4 **重寫雙方互相認可的故事**

IPI在調解不圓滿的狀態下，仍要試圖讓雙方達成「雖不完全滿意但能接受」的結果。

Step 5 **雙方都能走出陰霾**

關懷以過程為重，即使調解不成，如果能協助雙方關係重建成功，讓當事人情緒獲得部分紓解，並能釐清各自所需，進一步互相資訊交流，瞭解對方的處境，即算是某種程度的達成任務。

④分析——未能深入瞭解而節外生枝

這一類型的醫糾問題，主要特色在於太急著處理表面的問題，在還未深入瞭解病人的需要之前，或是當事人自己也還不清楚真正所要的是什麼之前，溝通關懷員和醫方就給予病方表面上想要的，這樣絕對不會是理想的處理方式。

例如發生一件讓病方非常生氣的事，往往第一時間病方會說出：「我要那個醫師或護理師受到嚴厲懲罰，他們應該立即被開除、記過！」這一類的話，其實，這只是病方稍加宣洩怒氣而已。當盛怒之下，人往往可能會說出自己也覺得不合理、嚴厲怪罪的話，若真的照著他的氣話去做，並不是正確的做法，也未必真的能滿足他，甚至事後連他自己都會後悔。

當事人真正要的是尊重、是改善，希望今後不要再受到這種對待或出錯。這種真實的需求，不是按照他一開始情緒化的主張去處理便可以達成的，那種只是表面上的解決，病方仍然不會滿意，而會繼續提出問題和要求，此時醫方也會覺得：「我都做到你的要求了，不然你還要怎樣？」這種錯誤就是未做到「衝突管理」的解決方式，也沒有真正的關懷過程和真正的溝通，更不用探討進一步的「充權提升」及「認知改變」等處理技巧與理念了。

Case Study 1　表面醫療——物理治療意外受傷與後遺症

年紀相當大的女病人與重聽的先生兩人一同居住，少有其他家人探視或陪同就醫。在1年多前發生腦中風後，女病人開始到該院進行復健，每1～2週都會來復健科看診，每1～2日來做復健治療。

有一天，病人正在使用復健滑輪組，滑輪掉落打到頭部，2個星期以來病人一直覺得頭不舒服、頭暈無力，看了3次門診，其中2次是A醫師，1次是B醫師，還是沒有改善。女病患再次向當日負責的物理治療師聯絡，抱怨不舒服，要治療師處理。治療師來找學過溝通關懷的C醫師，說明個案的大略狀況，並幫女病患掛了門診，請C醫師待會幫病人看看。

此案例因為醫院高層並不支持溝通關懷，所以並未整合病人需求與醫師看法。對病人的處理方式，只是針對病人身體不舒服的部分掛號看診，但病患看了3科5次門診，仍抱怨身體不舒服，而且吃藥後還引起新增加的不適問題。這些就是所謂的「表面立場」，沒有針對病方內心真正擔心的部分處理，會沒完沒了一直出現新的問題，或在原地反覆打轉。

從溝通關懷出發▼▼▼案例關鍵檢討

對員工關懷方面的欠缺，也造成醫事人員覺得院方要他擺平問題，否則會有處罰，因而內心感到不滿。復健醫師及組長的態度不一致，也是造成員工壓力的來源。本案對於病患需求和醫護人員都無法進行適當的溝通關懷，導致問題懸而未解，隨時都可能點燃糾紛衝突的火苗。

改變處理方向的關鍵在於物理治療師，他主動尋求學習過溝通關懷的醫師幫忙，事情才獲得些許改善。

對病人的心理療癒

病人與先生一同前往C醫師的診間看診，抱怨頭暈頭痛睡不著，之前看了幾次醫師不但未減緩，吃了藥反而增加副作用，希望能做電腦斷層檢查。C醫師觀察到病人先生的舉止與對談，是認同及願意幫助醫方的感覺，因此特意鼓勵其先生，3人一起查看當初使婦人受傷的物理治療機器，深入瞭解當時的狀況。

C醫師施行溝通關懷後，轉介病人隔日回A醫師門診複診，並告知A醫師，病人的情況與施行電腦斷層檢查的結果正常。之後，病人就沒有再為這個頭部外傷的問題來看診了。

來自高層的壓力與阻力

C醫師後來找物理治療師的主管瞭解後續情形，主管說已經關懷過了，並與治療師達成結論，往後由主管來處理病人的復健，並給予病人特別專人待遇。

另一方面，C醫師也和物理治療師談過，瞭解治療師仍會在病人做復健時，找時間聊天問候，但治療師卻有一個壓力來源，問題出在於2個主管意見不同，常讓他不知所措：一是復健科主任醫師，另一是物理治療師主管。論及雙方對病人的看法時，雖然知道病人到處求醫而感到同情，但卻對病人的抱怨沒有太過於在意。C醫師試著探求是否需要心理諮商輔導支援時，物理治療師雖然知道自己需要被關懷，醫院也有心理諮商關懷的設置，但又心存芥蒂，覺得去找心理諮商好像會被貼標籤，感覺不舒服。

院內同仁之間的溝通關懷，是相對於病人關懷之外另一個重要的領域。職場上身心俱疲的感受，有時問題來源不在病人，而在高層或同事。

數據化消極治療

對於病人在意外發生之後，身體或心理產生了新問題點，本案醫方卻依據儀器檢測顯示結果正常，就覺得完全沒問題了，也不主動溝通關懷，以及思考還有什麼該做的改善。常見醫師面對醫療糾紛時，態度都是類似本案被動消極，等待對方出招，然後見招拆招，經常會造成事情越弄越複雜而朝負面發展。

自我提問練習

醫護人員要習慣提出問題自問，如這個階段之後還有需要做什麼嗎？溝通關懷的最佳介入時機？如何啟動？如何評估？後續需要繼續進行嗎？若有需要，應該如何繼續進行？如何追蹤？如此主動去思考對策才對，態度要積極主動。

積極主動，不表示病人要求什麼都一定做到，而是主動的關懷，瞭解病人的真正需求，協助在情緒與疑慮上做適度的溝通與瞭解；至於實質物質上的需求，以及未來不會出問題、金錢等事皆不做承諾。

IPI分析注意事項舉例

長期性的持續關懷對象，就如本案例擔心頭撞到會有併發症、後遺症，需要醫方持續的關心與重視。本案病人曾提及去看某醫師，花了許多錢打針，雖然提及「錢」，但是後續追蹤這位病患，她仍持續來復健，並未再要求什麼，與原物理治療師也沒有芥蒂。偶而組長不在，雙方進行物理治療時也沒有問題，可算是溝通關懷成功之案例。

Case Study 2 阿沙力風險——醫方誠意過高陷入劣勢

一位安養中心的病人，在轉送至物理治療復健中心的途中，因為輪椅未做好固定，加上後門又沒有鎖好，車子轉彎的時候不慎摔出車外，造成骨折及多處受傷，被緊急送往某醫學中心住院檢查治療。

院方處理人員第一時間展現誠意，告知病人家屬事發經過，且承諾住院費用由院方負責。在住院當中，病人出現從未有過的癲癇及其他併發症，因此住院長達2個月。

病人家屬陸續要求支付許多費用以及賠償，因為醫院之前答應病人家屬「負責到底」，所以之後幾乎全盤答應要求，只做小部分無關緊要的討價還價。

從溝通關懷出發▼▼▼案例關鍵檢討

在小醫院常會發生讓病人予取予求的狀況，只因為醫方自己有些許過失，加上未深思熟慮全盤考量，一律滿足病方要求，最後導致醫院負擔沈重。推究其背後原因，不外乎醫方想要息事寧人、不想擴大事端、怕訴訟等，甚至害怕需要到主管機關做調處。

中小型醫院亟需資源補助

中小型醫院可能因為受資源限制，沒有專責業務單位，也沒有設置訓練過的溝通關懷專責人員，因此特別害怕衝突發生，覺得衝突是不好的，擔心醫療機構聲譽受損，不願到主管機關進行調處，甚至認為是一種恥辱。因此一遇到狀況，只想盡一切可能早早結束，此後不再探討，希望彼此不要再遇到。

確實執行敘事著手

醫護人員如果缺乏「敘事著手」的理念，就無法仔細聆聽病人及家屬的故事，因此，也無法找出癥結、針對認知落差進行說明、引導雙方重新思考，溝通關懷的理想將完全無法施展。

對於員工的帶領與糾紛的處理亦然，要找出問題癥結，以及員工所需要的是什麼，而不是自己覺得「他要什麼，給他就好了」，這種做法都不是同理心的展現，而是自我滿足而已，最終還是無濟於事，平白消耗心力，而且後患無窮。

區別同理心與自我滿足

同理心是深入貼近當事人的狀態，去感受他的感受，並且貫徹「敘事著手」的理念，「衝突管理」及「溝通關懷」是最佳輔助的利器。

相反的，以自己為出發點來考慮對方的心態和想法，只是自我滿足而已，無法打動對方的心，甚至會引起反感，增強對立的負面能量。

Case Study 3 **天邊孝子——您哪位?加州女兒症候群**

一位長期臥床的病患，雖然反覆來醫院就醫住院，但都不是很嚴重的問題。常陪伴前來的有時是兒子，有時是女兒，與醫事人員互動良好。某次住院似乎不像以前那麼順利，後來嚴重到住進加護病房，醫師判斷情況不妙，告知家屬後，家屬問：「最糟會如何？」醫師說這次可能無法安然度過。家屬說：「那是不是要通知人在美國的女兒回來一趟？」醫師說最好是這樣，而且要盡快，因為誰都不知道病患能撐多久。

當在美國的女兒回來時，卻已經來不及了，見不到母親的最後一面。她開始質疑以前住院不是都沒事，這次怎麼這樣子？覺得醫院一定有問題，強烈要求要跟每位照顧過母親的醫事人員問清楚狀況，否則便要提起告訴。

醫院想息事寧人，所以要求所有醫事人員配合，一一接受她的質問。唯獨醫師不肯：「早跟其他家屬解釋過了，大家也都沒問題，憑什麼要接受她質問，到底要我講幾遍。」醫院對醫師這樣的態度也很無奈，只能要求其他與案件相關之醫事人員接受詢問，對美國回來的女兒推稱醫師太忙，無法排出時間。

從溝通關懷出發▼▼▼案例關鍵檢討

沒能參與到醫療過程以及重大醫療決策的至親，常會有所謂「加州女兒症候群」的特色，醫療糾紛也很容易出現在這一類人的身上。即使其他家屬都能接受醫療的結果，她仍會堅持到底，提出許多質疑，通常想以此表現其存在感或愧疚感。

加州女兒症候群形成原因

無從建立信任

這類醫療糾紛的出現，與醫病之間無從培養信任感有關。

有特殊的心結

病人家屬因長期沒有陪伴家人，後悔自責，轉為質疑別人。

有自主權被剝奪的不滿

自身無從參與醫療決定的過程，因此要求做決定的人，要為她無法接受的後果負責。

聯合其他家屬協助溝通

別急著貼標籤，別讓自己的認知框架定型。透過傾聽，先讓家屬宣洩不滿，並試圖釐清背後的意義，再適度安排家屬與想見的醫護人員對談，如果不合適見面，絕對不要勉強；若可以見面，則要事先讓醫護人員瞭解情況，有心理準備，以免造成醫事人員的心理創傷，反而轉趨消極、離職，甚至萌生離開醫界的想法等，這是整體社會的巨大損失，不可小看。

另一方面，醫方要拉近其他經常出現的家屬，協同幫助多談談治療的經過情形，讓未參與過程的家屬能逐漸瞭解，有緩衝時間，慢慢接受事實。透過關懷對話，除了能促進醫護人員與病方家屬的溝通，也能有潛在的機會，使家屬之間的矛盾情緒找到出口。

醫方溝通前之心理建設

在與病方溝通對談之前，溝通關懷員應該讓醫事人員瞭解這類家屬的心態，以及對談時可能會經過什麼歷程，並陪同醫方當事人與病方家屬會談。

在溝通前，最好先幫助醫方當事人進行陳述演練，確定能平靜、耐心、清楚的敘述，才不致引起更多疑點，或是製造更大的紛爭。

不曾露面的近親出現時

要深入探討此類家屬反映出的問題，因為這類糾紛層出不窮，而且經常是突然出現時才提出異議。病患是否有「不常出現的近親」存在？這個問題最好在平日看診溝通時，就能做好「個案背景資料記錄」，事先預估未來狀況，做好準備，甚至於提前建立關係。萬一出現糾紛時，也較容易掌握對方內心真正的糾結，而不只是做形式上的應對處理。

Case Study 4 失去底限——無原則處理導致節節敗退

一位長期住院於專門醫院的病人甲，突然發生無力、意識不清的狀況，經通知家屬得到同意，先行外送教學醫院急診就醫，初步判斷為心肺衰竭，需住院治療。在外院住院第2天，病人開始喊腳痛，X光檢查大腿有線性骨折情形，家屬質疑是在原醫院內發生的骨折，且懷疑病患的心肺問題與骨折也有關。

原醫院處理者無法確認跌倒過程是否屬自家醫院問題，但面對家屬的質疑，原處理者對家屬說：「大家乾脆一點，在教學醫院的醫藥費我們全部負責。」家屬也接受了。之後，家屬要求看護費用也要原醫院出，經洽談過後同意由原醫院付一半。

以為已經沒事結案了，過了2～3個月，該病患家屬表示有親戚跟他們說：「時間過了就不能告了！」因此，要告原醫方業務過失傷害罪，警察局也來通知，要醫方到局裡說明備案。

從溝通關懷出發 ▼▼▼ 案例關鍵檢討

本案有3個問題點需進一步討論和改進：

法律評估應分2階段

從原醫院處理者的心態，推估醫方很不願意動用法律評估及介入，因此造成後患無窮，節節敗退。在不確定問題原因或並非院方疏失時，對於病方進行溝通關懷，需積極明確的說明與堅持，避免成為濫好人，處於莫名挨打的狀態。當必須訴諸法律評估時，應分為2階段：

◆第1階段——關懷小組內之法務或法律顧問，應先檢視整個醫療糾紛過程有無重大法律問題，提醒院方應該注意之處。

◆第2階段——進入調解、訴訟階段的諮商，要做好事實資料、證據之準備，公正坦然地去面對。

柔和而堅定，避免落入挨打狀態

本案例醫事人員對於事件發生，處於心力交瘁、無力感之狀態，到後來醫病關係破壞，又無力修復。

醫院處理者如果沒有明確瞭解責任應該如何設限，將會導致對方予取予求、貪婪等負面問題出現，而使後勢陷入無底深淵，對個人和醫院都會帶來負面的影響。

避免公親變事主

學習如何促進溝通調解，其中最根本的就是「自我調解」，第1是對於自己處於可能捲入糾紛的情況時，可以預防或化解；第2是對於協助他人時，不會落入公親變事主的窘境。

將學習的「風險預防」和「自我調解」等技巧內化後，才有能力察覺自己的處境、掌握自己的身心狀態，再轉化成為幫助他人的正能量，如此才能準確的解開問題，避免節外生枝。

5 填補——溝通關懷不足未針對所需

溝通關懷對於醫療爭議是否「圓滿處理」的定義，在於雙方是否都可以放下心結、接受結果、修復關係並往前邁進。

這類案例的特色，在於必須去挖掘病方內心深處的需求，並針對所需去滿足，這與爭議事件的嚴重度無直接關係。以下第1、2例是沒有重傷或永久性傷害、死亡結果，屬於較輕的爭議事件；第3、4例則是延誤診斷，減損餘命或造成植物人等較嚴重的爭議事件。

其中第3例是美國醫療爭議處理的典範，值得學習；其餘3例均屬台灣處理方式，還有可以再檢討改進的地方。

Case Study 1 打錯點滴——要求保證無法保證的事情

根據媒體報導，某婦人因為腎盂腎炎在醫院住院治療，當病房在打掃時被拔除了點滴，等到繼續施打時，赫然發現點滴瓶上是隔壁床病人的名字，雖然醫院緊急做血液篩檢，但只願意觀察半年，拒絕負擔保責任，因此婦人氣憤痛批。

這件離譜的錯誤讓婦人當下也嚇傻了，因為當時點滴管上殘留對方的血液，雖然醫院緊急換回套管，立即幫婦人抽血檢驗，2個月追蹤愛滋、B型肝炎以及梅毒檢測，並承諾以最高等級行4次抽檢、半年保固，卻不願意負擔保責任，讓婦人氣炸了：「以後要是有任何顯性或隱性的疾病，醫院可以保證跟這次疏失無關嗎？」

據說事後這名錯置點滴的護士「自動離職」，但醫院拒絕出面回應，只發函給婦人，表示對方是慢性肺炎住院，2位病人的血液篩檢均為正常。但錯置點滴畢竟有感染風險，對病患來說，恐怕不是1張檢驗證明就能心安。

從溝通關懷出發▼▼▼案例關鍵檢討

這是典型的認知框架差異，必須轉換認知。當事人彼此要先認可對方之價值，才有可能以溝通關懷的方式協助解決問題。

對方要求保證「無法保證的事情」，該如何處理？

對方要求保證無法保證的事情時，最好的解決方法，是利用溝通關懷協助醫方展現誠意，重新建立醫病信賴關係。對建立信賴關係的最佳說明，莫過於羅哲斯的3個因素：「一致性」、「同理心」、「無條件給予正向回應」。

表達重要事情，可以用「傳話」嗎？

重要事情的表達，原則上一定要「面對面」才是正確的方式。其餘方式，如院方對該病人以發函方式告知結果，或在媒體上公開喊話等，都會顯得沒有誠意，也無法做接續的交流，只能說是醫方認為合理的做法。除非真的無法面對面接觸，否則不應如此。

即使在無法接觸不得已之下，醫方也必須表明想親自致意的意願，懇求對方的理解。

讓事故的護理師離職，是不可避免的嗎？

據側面瞭解，此護理師事後離職了。這是一位年輕新進的護理師，發生此事件之後，同仁也都避而不談，好像沒發生過一樣。

這就是現實醫療環境的情況，缺乏「衝突管理」的理念，也沒有實行溝通關懷，欠缺誠實檢討改善的態度，更不用說對病方坦誠真正的過程，所以，醫病雙方根本無法共同探討問題所在。如此，只會讓醫療悲劇一再重演，醫事人員的無助與不安也會越積越重。

主控支配導致信任破產

解決這類型的案件，關鍵點在於關懷的重要元素之一——信任。若試圖支配，迫使對方按照既定的模子來行事，或要求對方保證會有什麼結果，甚至是管得太多，都是缺乏信任的表現。冷漠的開除員工，或是任其承受壓力自行離職，等同把和解和改進的機會都一併犧牲了。

唯有真誠，才能贏得信任。敘事著手、關懷支援、取得信賴，才有助於尋求資料以供IPI深入分析，找出真正的問題，才能填補病方真正的需求。（通常病方常見的4種需求，參見以下密西根婦女乳癌誤診案例）

Case Study 2 消失的負責人——大風吹沒人擔？給錯藥還不道歉

一位母親投訴，某天因為1歲的女兒感冒不適，帶她到附近中型醫院看診，醫生診斷後，開立止咳藥給她，返家後準備服藥時，驚覺領到的是支氣管擴張劑，痛批太誇張！

這位母親指出，她當下致電向醫院反應，對方僅叫她重新換藥，到場更換時，人員也未認錯或道歉，感覺很不受重視，想看看是誰給錯藥，沒想到藥袋上也未標示藥師的姓名。

該院藥劑部主任坦言疏失，指出該名藥師確實拿錯藥，會列入院內考績評比，並檢討核藥流程，落實「3讀5對」的確認步驟。他也說協助該母親換藥的是另一名值班藥師，可能在應對上不夠嚴謹，同樣會進行檢討。

促進調解4步驟

協助爭議雙方正確認識以下4點：

1. 外在糾紛環境
2. 當事人本身內在處境
3. 他方當事人的困難
4. 爭議不能解決的後果

從溝通關懷出發▼▼▼案例關鍵檢討

所有歐美醫療糾紛的研究數據顯示：醫方如果能誠意做到「開放式揭露」，可以大幅減少衝突和賠償費用，增加雙方滿意度，並提升醫療安全與品質。但要確實實施的最大阻力，就是人性問題。

克服人性關卡 2d&fear

要做到「開放式揭露」聽起來不難，但醫護人員裹足不前的最大阻礙，是人性的否認、防衛與恐懼心理，也就是所謂「2d&fear」。

溝通關懷員若能做到促進式調解的4步驟，加上敘事調解的5步驟（參見第342～343頁），確實做好這些，便可以鼓勵醫方當事人及醫院誠實以對，揭露醫療過程的疏失，並誠意為自己的錯誤道歉，展現將來改善的決心與計劃，這是促進醫病和諧的唯一之路。

日本溝通關懷之借鏡

日本醫療糾紛開放揭露的現實環境與法律背景，其實與台灣相差無幾，中央癌症醫院的依田先生也證實：醫院願意實施溝通關懷制度（參見拙著《台灣醫界》2017年60卷第5期第38～

41頁），確實能較順利的修復醫病關係，並再次贏得病人及家屬的信賴。

台灣應該如何努力朝這個理想前進，除了以政策、法律來營造適當的推行條件之外，設置各醫院溝通關懷員，是更扎實有效的做法。對於大眾宣導的推動，也會更有力量、更加速。而且應該從沒有造成身體傷害的案例開始，學術上稱為「跡進錯失」（near miss）先行推動，因為少了法律上訴訟的負擔，實踐起來心理障礙會少很多。

什麼是「跡進錯失」

跡進錯失（near miss）的意思為有驚無險，當發生錯誤時，因為某個原因把錯誤結果擋了下來，因此沒有發生不良結果或不幸事件。有人稱這是「運氣非常好」的事情，但是徒靠運氣，終有一天會遇到倒楣運。

在醫療領域，不能有僥倖的心理，要把握上天賜給你的每一個機會，好好檢討改善缺失，為自己專業的不足誠意道歉，並且感謝那些願意寬諒的受害者，以及協助解開癥結衝突的人。目前看到台灣許多這種案件，病方沒有把問題鬧大，但醫方卻態度漠然，表面上說會處理，卻光只做形式，其實無心改善。

Case Study 3 理賠金的意義——密西根婦女乳癌誤診案例

這是一位婦女因乳癌延誤治療，而控告民事賠償的案例。在前面曾經討論過其溝通關懷的過程，有許多值得學習借鏡之處。於本章我們以「填補」病方需求為檢討的切入點，事發經過之重點如下：

這位婦女在第1年健檢時，請教了醫師自己乳房有硬塊的問題，醫師經觸診後說沒關係；第2年健檢時，這名婦女並沒有主動告訴醫師有關乳房有硬塊之事，醫師也未特別檢查，且健檢報告正常；第3年檢查時，發現乳癌已經轉移，因此婦女控告民事賠償260萬美元。

院方以開誠揭露的方式誠懇面對病方，並啟動溝通關懷機制，針對所找出的病方需求，積極進行彌補計劃，但一面也尋求賠償金的合理平衡點，並非一味的滿足對方。

最後和解的條件是由醫院付出40萬美元，透過財務上的安排與相關保證，讓這筆基金日後可以支付2個小孩讀書所需，每人4年、每年7萬美元的大學學費與生活費。除了讓病人能夠真正地安心，院方必須支付的賠償金額也從260萬美元降低至40萬美元，並承諾會製作事件經過之影片好好教育同仁，避免以後再有人受同樣的傷害。

唯有以誠意修補關係，再度取得病方的信任，「填補」醫療疏失的協商才容易成功，方向也才會正確，避免對立狀態中病方獅子大開口、予取予求等狀況發生。

從溝通關懷出發▼▼▼案例關鍵檢討

本案例的溝通關懷，一直到後續的填補處理，可說是醫糾處理中的最佳典範：醫方能好好傾聽當事人的故事，並深入瞭解她及她的家庭需要，符合病方真正想要的需求，同時也改善了醫院的醫療品質與安全，並使醫院省下許多費用，可說是創造3贏的最佳案例，這正是我們努力想要推行的理念與模式。

鍛鍊醫療的肩膀與援手

醫糾發生時，病家需要的往往是對於事件發生的解釋與說明，也希望確保其他病人的安全，希望有人擔起責任，最後如果有需要，才會要求要有合理的補償。

但是時至今日，反觀國內發生醫療糾紛時，大部分醫方的心態都認為病方就是要錢，一切說詞都認為是惡意的索錢藉口，而無視其重要的需求。此舉不管是有心或無意，對醫病雙方都是莫大的傷害。

尤其當醫療發生誤診，是專業上的一大挫敗，人命關天，不僅醫方要立即謀求改進，更應該對受害病患家屬誠心認錯，並且給予協助、補償。

因此，醫療人員必須改變心態，提升溝通關懷技能，找出真正惡意的病方，嚴正以對；但對其他病家，則不可一視同仁，均認為是惡意索錢，要用心找出病方真正所需，善加對待，回歸良善的醫病關係，才能對改善惡劣的醫療環境現況有所貢獻。

省下賠償金專款專用

密西根大學醫療體系，將這些省下的賠償金拿來增添醫療安全通報系統，以及增加超級危險診科的人力，以減少過勞及出錯的惡性循環。其實，這也是台灣醫療體系包括政府、大多數醫院、醫事人員的憧憬，但是，在心態沒有改過來以前，是踏不出這一步的。

醫療事故病方4種需求

研究指出，病人會對平常照顧他們的醫師提出訴訟，4個常見的理由如下：

1. 病家需要醫方對事件發生做解釋與說明。
2. 希望確保其他病人的安全。
3. 希望有人擔起責任。
4. 要求合理的補償。

Case Study 4 史上最高賠償——麻醉失誤造成植物人的4000萬啟示

一位因手術而接受全身麻醉的婦人，術後未醒變成植物人，臥床15年後去世，其事實經過摘自媒體報導如下：

某專家博士在1996年前到一家中小型醫院，預計做子宮肌瘤摘除手術，卻因醫師麻醉疏失淪為植物人。她的先生陸續打了2次官司求償，最高法院先判醫院須賠償到2005年的醫療看護等費用2300萬元，後再判決追加到2010年的費用1050萬元，合計3350萬元，因另需加計法定年息5%，總金額增至4545萬元，全案定讞。此案雖創下司法史上最高的醫療糾紛賠償記錄，但該專家已於15年後判決定讞的4月分過世。

據其先生的律師說，這位病患的先生為照顧妻子，賣屋籌措醫療費用，還天天背著妻子在病床邊跳動，讓妻子肌肉保持活動，期待妻子哪天能醒過來。先生常在醫院陪太太，有時回家還只坐在椅子上睡覺，怕躺到臥室就會想起妻子的不幸，但期待妻子醒來的心願終未達成。

根據判決書指稱當時麻醉時，因麻醉醫師沒注意病患的呼吸狀態，且麻醉後2度插管失敗，當時血氧濃度機已發出警告聲，還硬要插管，第3度失敗才氣切搶救，但已導致病患腦部缺氧成植物人。丈夫一度將妻子送往台大治療，但最後還是安排回該院長年照護。

經法院審理，麻醉師因業務過失重傷害罪被判刑半年，緩刑2年。民事部分，最高法院在2007年已先判醫院和醫師要連帶賠償到2005年為止的醫療、看護等費用，共計2300萬元。第2次民事判決是在醫院給付賠償後，醫院又向先生要500萬元後續的醫療費，先生再次打官司，請求給付2006到2010年相關費用。

院方表示對該專家不幸過世感到遺憾，也尊重判決，當事人醫師則已在2008年離職。

從溝通關懷出發▼▼▼案例關鍵檢討

此案例要特別注意處理病人先生的悔恨。一般而言，子宮肌瘤屬於小手術，發生這麼大的後遺症，通常家屬會先後悔當初「如果能怎樣做，就不會這樣了」，這個心裡話，要有人好好傾聽，並展現敘事能力：吸納、解讀、回應。唯有確實做到，才能讓當事人願意告訴你，一旦說出來以後，有了好的回應，才能讓當事人走出這個陰霾，不再埋怨自己，同時，也不再埋怨醫方。

理虧與嫌隙，後續醫療的挑戰

本案病人一度回到原醫院住院治療，結果因為院方要求醫藥費，反而造成再度提告判決，賠償超過醫藥費的2倍之多。這是醫方面對醫療爭議案件常有的難題，對於已經有嫌隙的病方再來住院接受治療，常會感到膽戰心驚，動輒得咎，且某些病方會有盛氣凌人、頤指氣使的行為出現，加上長期住院產生的醫藥費用，都是令醫方相當頭痛的部分。

看見危機中的轉機

有時候，危機就是轉機，如果處理得好，仍有機會修復關係，彼此握手言和。如何把握原則，好好學習並進行溝通關懷，是亟待落實的體制。最簡單的原則就是「Soft on People, Hard on principle」，即對人溫和，對事堅守原則。

然而，傾聽、關懷、溫和待人都必須有一定的原則。若沒有原則，什麼都可以的話，反而會造成病方無限上綱，予取予求；如果堅守原則，但對人不溫和，則會激化對立，越演越烈，這也不是辦法。拿捏分寸的技巧，必須透過理論學習、案例研究分析，以及實際應用來逐漸累積經驗。這正是為什麼溝通關懷的學習是無止境的。

什麼個性適合當關懷員

你是天生好手嗎？溝通關懷員需要什麼個性的人來從事最好？這是開始推廣教育課程時，常被問到的問題，答案是：「最能讓人對他傾訴的人。」這種人必須善於運用溝通關懷支援力，懂得掌握「傾聽」和「適度提問」的原則。

面對醫療爭議的醫方當事人，最難處理的情況是他不肯開口說話，或是病方盡說一些情緒話，因此，最能讓人冷靜下來，釐清頭緒，開口說出真心話的人，就是溝通關懷員的最佳人選。

⑥ 復原——信任上所產生看不到的裂痕

這類案件雖然引發爭議和糾紛，卻是極有機會修復關係的，但前提是必須看出「裂痕在哪裡」，才有機會修復。

Case Study 1 術前焦慮——住院抽血糾紛，病方報警處理

根據醫院發言人指出：患者原本預計隔天早上要進行手術，當天下午住院時，醫師要為他抽血，以做為隔日手術備血之用。但抽血過程不順利，引發患者不悅而打電話報警，警方因此到院關切。

原本警方要請患者與醫師都到警局製作筆錄，但該名醫師正在值班，院方並未同意，僅患者

隨警方到警局。院方站在保護同仁的立場，表示往後相關事宜，都會由院方的律師進行處理，並盡力保護同仁，協助處理後續問題，請同仁不用擔心。而該名患者隨後辦理出院，隔日不會在該院進行手術。

從溝通關懷出發▼▼▼案例關鍵檢討

支援系統是否健全

本案表面上可以看到的是病方的憤怒情緒，但是憤怒只是次發反應，潛藏的是什麼要找出來。本例誘發生氣最大的可能性在於「態度」，因為抽血不順利時，如果醫護人員態度稍有不合病方的意，病方便會爆發出氣憤情緒來，此時若未及時滅火，情況就會變得更糟。

大多數有經驗的醫事人員都會處理這類問題，推估此案這位醫事人員可能是新進人員，而且缺乏求援意識，或更糟的是醫院沒有支援系統，發生糾紛時大家是求救無門的，這就是「系統」問題，並非單純個人因素。

潛藏的其他問題需要從敘事著手，好好傾聽雙方當事人的描述，瞭解哪些是彼此共同認為的事實，哪些是見解不同的部分，才能發掘雙方認知差異與潛藏的癥結。

該不該上警局做筆錄

發生問題之後，院方對醫師當事人的保護與支持，本例確實有做到，像是拒絕警方要求到警局製作筆錄。如果必須去，一定要有適當的法律專員同行，除了到警察局，接受檢察官詢問、出庭或其他說明場合，也都要一路陪同。

日本在此方面作法值得台灣學習，對於警方要求詢問醫師案情，一律堅持要求要在醫院內，且要尊重醫師的時間，並由醫院派人陪同。

非語言的行動訊息

從「目前該名患者已辦理出院，隔日不會在該院進行手術」這句話，可以分析出隱藏在背後有哪些訊息？

從這句話可以看出來，病人本來預計隔天手術，因為術前爭議而離開。通常手術會隱含不安感，如果不能好好安慰，病人及家屬就會焦躁，容易為小事而導致很大的反應。

因此，發生抽血不順時，病方會開始覺得更加不安，心想：「明天手術萬一發生什麼問題怎麼辦，連抽血都抽不好，手術不是更會有可能出狀況嗎？」因此，發生抽血不順時，當下如何讓病人及家屬安心，緩和焦躁的情緒是關鍵點。下一個案例更能突顯病人的這種心態，以及處理方式的重要性。

如何算達成關懷目標

此類關懷案件成功的定義，通常會用「病方是否留下來手術」，或是「有沒有訴訟」這種表面形式來確定，但是應該不只如此。要強調的重點是：注重過程、注重心態、注重修復關係，應該從這些層面來檢討溝通關懷是否成功。

Case Study 2 中立的關懷——日本案例掛錯點滴打錯針

一位與醫師關係良好長期看診的病患，因為相信醫師，安排住院準備進行手術。手術前幾天，護理師打錯點滴，將標示為別人名字的點滴，錯打到這位病人身上，病人看到點滴上的名字不是他的，因此非常生氣，要求院方道歉和開除護理師，並說自己要出院、不想付醫藥費等等表示憤怒與抗議。

從溝通關懷出發 ▼▼▼ 案例關鍵檢討

假設病人發現這個錯誤，與護理師爭執時，醫師剛好來，於是病人找醫師評理，醫師當場的反應該如何，可能會出現以下幾種狀況：

【錯誤方式】醫師站在病方指責護理師

病人：「醫師你說氣不氣人，根本當兒戲，把別人的點滴打進我身上，誰知道會發生什麼事情！」

醫師：「護理師，妳有先確定好了再打嗎？」

護理師：「有啊，每次打藥都有3讀5對。」

病人：「什麼，到現在還在狡辯，明明打錯了！」

醫師：「是啊，明明打錯了啊？」

問題出在哪？火上加油胳臂往外彎

這種做法是醫師站在病人那邊責怪護理師，雖然病人可能會覺得有人認同，但變成護理師被指責，沒機會說話，沒有被關懷。甚至如果病人所提的要求都被同意，醫方只求不要訴訟或不要鬧上媒體，因此護理師被開除、被逼辭職、被逼賠錢（病人不願付的住院錢等等），都會造成更大的負面影響。

即使沒有上述處罰，未受適當關懷的員工，都非常容易心理受創而事後離職，甚至離開醫療界。這對醫事人員來說是非常不好的影響，會讓整體醫療氛圍每況愈下。

【錯誤方式】醫師挺護理師與病人對立

病人：「醫師你說氣不氣人，根本當兒戲，把別人的點滴打進我身上，誰知道會發生什麼事情！」

醫師：「護理師，妳有先確定好了再打針嗎？」

護理師：「對不起啦，但是我有啊，每次打藥都有3讀5對。」

病人：「什麼！到現在還在狡辯，明明打錯了！」
醫師：「護理師都會仔細核對沒錯，一定是其他地方的問題。」
病人：「做錯了，還不承認！」
醫師：「即使錯了，這種點滴不會怎樣的，你冷靜一下，不需要這麼生氣。」
病人：「醫師，我很信任你，所以來找你開刀，但是這樣護短，我要找你們院長。」
醫師：「你去找啊，找誰都沒用，小事鬧這麼大，去告也沒關係！」

問題出在哪？官官相護令人不平

醫師基於保護同仁的立場，或是覺得病人小題大作不講理，而說出這樣意氣用事的回應，是很不智的做法，而且有些即使是事實，直接講出來卻是很傷人的，例如「去告也沒用。」法律上或許無法成立民刑事責任，但醫病關係，並非只有法律關係需要考慮，此話一出，破壞了彼此的信任，其他的和解機會也瞬間瓦解。所以在處理醫療爭議時，必須避免意氣用事的回應。

正確溝通關懷之示範

醫師問病人：「你說別人的點滴錯打到你身上，發生這樣的事確實令人生氣，並且難以置信，讓我們來聽聽護理師怎麼說，看到底發生事情的經過是怎樣的情形，好嗎？」

（如果此時病人還在生氣，要好好傾聽，接收情緒，直到發洩到一段落，如果病人做出太針對個人攻擊、辱罵的行為，則必須支開護理師，尋求其上司及其他人來支援）。

醫師：「把病人打錯針的情形，實在不應該發生，令人感到遺憾這樣的事情發生在這個病房。」

護理師：「發生這樣的事情，確實讓人覺得不應該，但是……」

（要避免直接進入解釋，會讓病人覺得是塘塞卸責）

醫師技巧的打斷護理師：「護理師，不如妳先說說，平常都是如何準備打針的工作。」

護理師：「我們打針都會經過3讀5對，確定不會弄錯。」

醫師刻意引導提問：「什麼是3讀5對？」

（醫師雖然知道意思，但為了跟病人解說，必須要適時提問和說明，確定專業術語是否被病人清楚理解。）

護理師當場解釋了一遍3讀5對的意思。

醫師：「那當天經過的情形，可不可以再回顧一遍，讓大家更清楚整個過程？」

護理師：「好的，那天比平常忙，有幾個要出院的病人，也有幾個新住院的病人，加上有2、3床病人有特殊情況，我準備點滴時，剛好緊急鈴聲響起，大家又都在忙，於是我便跑去處理。」

護理師：「啊！」

（若有所悟，遲疑不語）

醫師：「是否想起什麼？」

（藉由提問，讓護理師回顧當時情形，自我理解問題出在哪裡？也可藉由護理師描述的經過，讓病人理解護理師的工作辛勞之處。）

護理師：「可能是當時中斷，去看有緊急問題的病人，回來後接著原來的工作，出了問題。」

醫師：「當時雖然很忙，但是出了錯，是不是感到很抱歉？」

護理師：「對於打錯針，確實感到很抱歉，讓您這樣真是對不起！」

病人稍微消氣一些：「就是嗎，這樣叫人怎麼放的下心。你們到底是有沒有在好好教啊？」

醫師：「我會協助護理部門，好好針對這個事件做一個檢討，有結果時會盡快再向您報告。」

護理師再度道歉：「我很抱歉，我會好好檢討反省，希望以後能做得更好。」

病人：「知道錯就好，我會等你們的檢討報告。但是，我的身體怎麼辦？打錯針到底會有什麼後果，你們能保證嗎？」

（對話情境到此先打住。）

如此先把病方情緒穩定之後，協助護理人員回顧，找出自己出問題的地方，並能誠意道歉、檢討，才是正確的做法。此案能順利溝通的關鍵點在於「病人信任醫師」，希望在這個醫院由這位醫師開刀，發生的即使是小事，但本來就已忐忑不安的病人，仍會因此爆發情緒，因此必須設法重拾病人信心，修復關係，使其樂意繼續未完成的開刀手術，才是真正符合病人的需要。

以為「沒事了」的常見錯誤

常以為糾紛處理到一個段落，就是成功。其實，問題隨時可能回頭，關懷溝通必須持續下去，4種容易誤以為「沒事了」的情況：

●以為解釋清楚，就沒事。

●以為出錯後並沒有引發問題，就沒事。

●以為沒有法律問題，就沒事。

●以為只要道歉，就沒事。

當做錯事的一方想要道歉，這個念頭只是第1步，道歉要到位才會有效果。接著必須更深入學習處理，才能找出病人癥結關鍵，實質有效的解決問題。光是一直說抱歉，不會讓人接受，只會讓人感到沒有誠意，敷衍了事。有效的道歉，不只能讓對方接受，放下心結；道歉這方也能讓自己釋放壓力，有所成長，雙方都能走出陰霾往前邁進。

Case Study 3 突發猝死——胸腹不適未預期的死亡

太太陪同胸腹部不舒服的先生去附近醫院看診，而不是經常去的醫院。有經驗的門診護理長看情況不太對，請他們轉去急診就醫，但急診醫師來看的時候，病人狀況又還好，當下決定先安排去超音波室檢查。

在超音波室時，病人症狀又開始，而且更加痛苦，沒多久就倒地不醒，心跳呼吸停止。超音波醫師及急診醫師雖然都在場，但超音波室沒有急救設備，束手無策，無法挽回。

太太哭喊說：「怎麼會這樣？早上還好好的，說不舒服就來醫院了，還沒好好看病，叫我們到急診，又叫我們去檢查，什麼都不知道就這樣死掉了！」醫師試圖解釋，但卻讓太太更加生氣，懷疑醫院有問題。

從溝通關懷出發▼▼▼案例關鍵檢討

突然喪親的衝擊陪伴

面對親人突然過世是莫大的衝擊，必須有人能協助家屬，度過這種混亂的情緒和難以接受的狀況，給予時間、空間以及陪伴是非常重要的關鍵。然而，這個協助必須有團隊合作和支持，不能只推給醫師或護理師。

在有限的資源下，醫護人員如何初步自我關懷調適，或是其直接主管如何給予同仁協助支援，是現階段要加強的重點所在。

面對親人過世的家屬，院方要能確實幫助醫事人員進行溝通關懷，減少醫病雙方心力交瘁和情緒衝突。（可參考前述密西根醫療體系處理喪失親人告知家屬的原則，291～292頁。）

真心假意？眼神會漏餡

訊息交換與傳遞，是人際關係中重要的溝通方式，在處理醫療爭議上，更是非常重要的任務。「訊息」不只是「說出來的話」而已，這只佔了3成，其他包括說話的聲調、語氣、大小聲等也是約占3成，可以透過技巧學習來達到想要的效果。

語言方面屬於當事人有意想要表達的訊息；另外4成是舉止，包括眼神、表情、肢體語言、動作等，內心的態度會在無意間流露出來。相對的，溝通關懷者是否付出真心的關懷，病方也能透過語言、神情、肢體動作等感受察覺到。

所以說誠摯、誠實才能有效解決爭議，心態沒有改變的話，技巧再好，也掩飾不住內心真實的想法和信念。

醫師習慣以醫學資訊來傳達訊息，但病方情緒關卡未過的情況下，還不適合直接做這種訊息傳遞，應該避免。如果無法避免，也應該整理轉換用語，要柔和易懂，誠懇真切，否則非常容易不經意的觸怒家屬。

心裡一把尺，難求標準話術

醫院現場實際發生的各種事件，以及各型各色的病人與家屬，無法以幾項簡單的溝通關懷話術來套招。因為，每次接觸的情況和對象都不會相同，必須靠臨場反應，仔細觀察、注意聆聽當事人的表達，以及綜合當時所有的狀況，才能作出合適的應對，並適時修正調整。

醫糾狀況難以捉摸，並不意味著完全不需要學習準備；反而是在學習理論之外，要涉獵更多的實際處理案例來增廣見聞和技巧。特別重大的死亡結果案件，可遵循以下幾項對應方式向家屬說明：

Step 1 首先，確認家屬瞭解病患死亡，以及急救或最後治療的經過。

Step 2 接著，認清家屬的疑點有哪些，幫忙分析目前該進行的有哪些事項，以及其先後順序的決定。

這一點與溝通關懷調解員所做的事非常相像。

並非要做調解員，才需要學調解

常有人覺得自己學醫又不是要做調解員，調解是第3方的事，自己不需要學調解。但事實上，學好「調解」這門學問，可以把許多醫療上的工作做得更好，隨時能化解或處理好醫療爭議，包括預防、早期介入、中間防止擴大、事發後的種種補救，甚至到最後的修復關係都有幫助。

面對醫療糾紛時，最重要的就是避免敷衍、躲閃、掩飾、逃避的心態，絕不能讓家屬有這些感覺。

人人都應學習糾紛調解

學好調解，就代表你可以協助引領醫糾當事人思考、分析面臨的種種狀況，評定該採取什麼對策、會面臨哪些優缺點，以及更容易瞭解對方的想法與行為，最後理出頭緒，做出最好的決定。當然，這項學問和技能，在生活中和其他職場也都適用。

Case Study 4 理賠時效性——醫院電梯故障安全事件

一位婦人陪伴長期在地區醫院洗腎的父親時，在自己搭電梯的途中，發生電梯墜落又拉起的意外，造成頸部不適。雖然按了警鈴，用力拍打電梯門都沒人回應，直到電梯門打開，遇到高階主管，主管問：「剛剛是妳在電梯裡嗎？發生什麼事？」瞭解之後，醫院當局立即表達關心，送來水果禮盒，並希望幫她掛號看診，做X光及臨床檢查來確認有無問題。婦人拒絕，並說要去其他的醫學中心看診。

過了3天後，婦人向洗腎室及處理申訴人員表示已到某醫學中心復健科就醫，處理申訴的人員告訴她要保留一切就醫證明及收據。直到2年後，醫院才接到婦人要求賠償就醫費用之聲請。

醫院和婦人經過幾次討論，未能達成協議，目前雙方未再聯繫。醫院曾經想找保險公司及電梯公司負責，但都說需要在事發當時報告事件，提出申請，且要有當時的診斷證明。因時效已過，無法從這邊尋求補償。

從溝通關懷出發 ▼▼▼ 案例關鍵檢討

發生爭議後，許多人會因為害怕而不敢主動積極去解決，只採取被動消極的態度，多一事不如少一事，深怕去接觸對方後，本來沒事變成有事。這些都是一般人常見的心態，但也會給對方敷衍逃避、不敢面對、心裡有鬼、沒有誠意等感覺。

人一旦缺乏積極主動的心態，便會察覺不到、看不見彼此間的裂痕，失去彌補修復的機會。本例不夠積極之處有以下幾點：

消極逃避未持續關懷

本例在病方家屬表示希望獲得賠償之後，醫院從未主動關心病況，即使當事人還會陪同父親來醫院洗腎，醫院只等對方來接觸才回應，沒有主動關心。建議應該要做後續追蹤，交由與當事人最有長期關係的洗腎護理長來關心瞭解，並把情況和資訊向院方回報。

未積極爭取補救資源

事件發生當時，醫院並未積極尋求第3方資源的協助，也未爭取與病方成為盟友的機會。本例在事發當時，若對病患真有關懷溝通之心，就應該積極協助病方尋求意外險及電梯公司的責任，讓病方感受彼此是朋友而非敵人。

沒有溝通關懷專門人員

醫院缺乏溝通關懷的概念，沒有建立專人制度和訓練，因此很難維持醫病之間良好的關係，更不可能對病患持續關懷與追蹤協助。

欠缺積極改進的行動

院方缺乏積極檢討及改善的行動力，尤其必須培養有敘事理念的專人，可以從多方角度提供醫糾協助，做符合人性需求的醫療安全與品質改善。這一切要從院方建立制度，編制人員與教育訓練做起，加強提升醫院整體人員的心態與共識。

行醫是熱血志業

行醫的主要目標是為了助人、救命，醫護人員必須時時提醒自己懷抱初衷，將消極逃避的態度轉為積極主動，與病方的關係從對立變成盟友，從負向轉為正向。這些都是衝突管理、敘事著手、永遠關懷的體現。

四、其他非溝通關懷所能單獨處理之案件

溝通關懷在醫病關係中非常重要，但並非萬能，有些情況仍是無法處理的。而且溝通關懷員也要注意自身的安全，以及避免自己心身俱疲、孤立無援的問題。

以下舉出幾個特別的案例，這些類型除了基本的溝通關懷工作外，還需由其他層面著手。

Case Study 1　職業壓力症候——腦麻兒術後昏迷家屬尋仇撻伐

這是一則網路案例，一位兒科醫師的家人，傾吐了身為醫師的境況與職業壓力：

我的親大姐大我10歲，是一位小兒科醫師。從小，她就是我崇拜的偶像，合唱團伴奏、美術比賽前3名、北一女樂隊小喇叭手、田徑隊隊長、臺大醫學系，我從沒見過比我姐更優秀、更傑出的人。除此之外，她還有一個美滿的家庭，3個可愛的孩子，任何人都會覺得她的人生很完美。

但是有一天，她在電話中突然跟我說她想要去死。原因是她在醫院照顧了3年的腦麻小病人，因為被她施予了胃鏡手術而昏迷，病人的父母罔顧這3年的醫病情感，說要提起告訴。孩

子的父親找來律師出身的市議員，到醫院門口開記者會譴責，也在我姐看門診的時候突然衝進診間，用最惡毒的話咒罵，還有，他不僅要我姐支付醫療費，連孩子的「喪葬費」也要求支付（小病人其實還活著）。

這件官司，最終因為我大姐和醫護團隊並無確切過失而結案，但是這數年期間的反覆糾纏，以及出庭開庭，我們家人承受的精神痛苦，絕非未曾親身經歷者所能想像。這是許多年前的事了，我姐已經在當時的糾紛和家屬折磨、種種外界的壓力下，離開了原本的醫院。幸而她現在仍然是一位小兒科醫師，依然抱持著她最初濟世救人的情懷，認真執業著。

從以前到現在，始終有一件事是我想不明白的：沒有一個醫師，是秉持著「殺人」或「害人」的初衷去「救人」的。醫師是一個人，而不是一個神，他或許比我們一般人有能力，但他並不是無所不能，那麼，為何當他秉持著「救人」的心情在救你，稍有差池，你就覺得他是在「害」你？

醫學再怎麼發達，醫生再怎麼高明，這世界上還是有許許多多的疾病，許多危急的狀況，是醫學和醫生也幫不上忙的。好比意外，好比癌症，好比生產。

生過孩子的母親都知道，生產向來就不是一件簡單和順利的事，有些人或許很幸運，可以順利懷孕、順利生下健康的孩子，但是有很多人並沒有這麼幸運。如今的醫學，已經可以幫助許多可能在古代會難產而死的母親與嬰兒，但是，我們都知道，西元2015年的醫學，也還不等於上帝和神蹟。

跟你們分享的是一篇很久以前我在部落格寫的文章（我現在已經沒有部落格），還有僅以我微小的力量拜託，如果你在網路上、媒體上，看到任何人在批判一個被病人或媒體認定失職的醫師，請你不要轉寄這樣的訊息，也不要去按讚，因為除了當事人，沒有人知道所謂的真相。而我們自以為是正義的一個小舉動，卻有可能殺了一個醫生。

謝謝你們。

（本文歡迎轉寄）

從溝通關懷出發▼▼▼案例關鍵檢討

救星、原罪？醫方經常也是受害者

醫方當事人在醫療爭議事件中，常常也是受害者，在這個案例中應該明顯可證。醫病雙方雙向的關懷，在我們由日本學習帶回來的溝通關懷理念中，是重要的一環：**溝通關懷員不是只有關懷病方，也要關懷醫方。**當初的關懷小組設計並未包括這個理念，4年多前（2013年），我們剛回來推廣時，大部分人也都無法接受這個理念。可喜的是經過推廣之後，關懷醫方的理念已經漸漸為人接受。

上述例子，在沒有衝突管理理念的社會、沒有雙贏交涉想法的社會、沒有攜手合作共創醫療美好未來的社會，放任對立是必然的結果。我們必須鄭重自問，這是大家想要的社會嗎？

Case Study 2 滿分醫療的期待——醫師被老榮民殺傷後續復健之路

根據媒體報導，某醫學中心的眼科部，發生一起病患砍殺醫師成傷的事件。一位78歲的老榮民，日前到該醫院動白內障手術，疑因不滿眼科主任醫師幫他手術白內障後，視力並沒有好轉，於是老榮民進入該院眼科部，要找當初幫他手術的醫師，質問他的右眼動完手術後，為什麼視力反而變差？懷疑醫師根本沒把他治好，他要醫師開比較好的藥給他，醫師則要他先去掛號，再進來看診。

老榮民突然情緒失控，立即口出惡言，並拔出佩掛在腰際上的西瓜刀砍向醫師，造成醫師左、右手臂和右肩各被砍一刀。醫師隨後被送往該院急診室急救，所幸未傷及要害，經送開刀房手術已無生命危險，不過因驚嚇過度淚水直流。

警方表示，這位榮民4年前也曾和別人發生口角，持刀殺傷人，犯下殺人未遂案。老榮民接受警方偵訊時供稱，他的眼睛給醫師進行手術後，視力反而變得越來越差，看報紙和電視都看不清楚，他拔刀只是想要給對方教訓，不是要殺死對方。兇嫌雖年事已高，卻因脾氣暴躁，2度犯下殺人未遂案，如今又犯案，經偵訊後依殺人未遂罪嫌移送法辦。

從溝通關懷出發 ▼▼▼ 案例關鍵檢討

●●● 得獎醫院仍需永續耕耘

據報導：醫師遭砍傷，顯示醫院安全管理亮紅燈，然而，院方人員無法管制暴力分子入侵，卻對前往採訪的報社女記者阻擋動粗，遭媒體詬病妨礙採訪自由。急診部部長醫師事後則道歉表示，因為當時情況混亂，才會造成誤會性衝突，往後將會規劃媒體採訪作業流程。

曾榮獲「全國醫療服務品質優等獎」的醫院，卻發生病患不滿醫療品質，憤而砍傷女醫師，以及對女記者動粗的事件，令患者高度憂心就醫安全與實際的服務品質。院方表示將立即檢討缺失，盡力提高院內安全維護措施。

受傷醫師的自我療癒

遭老榮民持刀砍傷的醫師雖無生命危險，但手部連握拳都無法完成，原本心想以後無法再開刀了，她卻在復健期間，靠著信仰的支持，將手術工具帶回家演練，並且努力復健，奇蹟式的重新回到救人的崗位，並且恢復為病患開刀的工作。

復健過程中，全院同仁包括院長都為她加油打氣，並不斷地為她祈禱，同時送她許多宗教刊物書籍，為她帶來很大的力量。回顧當時，許多人不看好她可以再回到職場，還安慰她說：「以後不用那麼辛苦了，可以有多一點時間照顧家庭。」

她卻希望可以儘早恢復，回到職場，所以每天由母親開車，送她到醫院進行復健，她也將手術房的工具帶回家，鉅細靡遺的演練每個開刀的動作。她為了練習手部的平穩及精細動作，每天勤奮的練習夾豆子。

3個月後回到醫院，院方特別為她準備蛋糕及鮮花歡迎她歸隊。她說曾經在其他醫院服務，工作業績表現很好，但是卻沒有這種被大家重視的感受。

愛與關懷，讓醫師站起來也留下來

回醫院後的第一台刀，她戰戰兢兢的預備，也特地邀請其他醫師一起協助開刀，準備隨時接手待命，所幸開刀過程十分順利。甚至有人說，她的手比沒有受傷前更靈巧了。

這個案件值得慶幸的是：醫師經過3個月的復健和努力後，開刀精湛的技術未受影響，這個事件中，該醫院關懷支援系統良好，值得學習。醫師本人很正向積極，也是能再度站起來、重回職場的關鍵。

((Note))

溝通關懷需要大家一起動起來才能成功。

後記

啟發新一代醫療熱忱，從關懷教育開始

發生醫療糾紛並非對立的淵藪，而是攜手的契機。

面對醫糾的心態與處理方式，將會大大改變你我的未來。

一、溝通關懷不是對立的開始，而是共同價值的體現

21世紀，是溝通的世紀。到處都在強調要溝通、溝通、溝通，因此，人人都知道溝通很重要，而且天天都在溝通。溝通能力是人與生俱來的天賦，很簡單，有什麼好學，有何困難？也許有人會這麼問。這項能力的背後，其實有著一個龐大而細膩的學問。

前面書中提到網路上醫師的反應，以及與周遭護理師的對話，都透露了醫療環境裡的無奈與抗拒：「每天工作都忙死了，光是應付眼前的醫療工作已經精疲力竭，這種與上帝搶時間的工作，哪還有空再去跟你們這些人一樣玩溝通、衝突管理。如果要玩，這種事情天天在發生，我們要多少有多少例子，講都講不完，要做一定做得比你們更好，教材更多、更豐富有趣、更有張力，只是不想做而已。」

這種內心的嘮叨與吶喊，倒不是醫護人員忽視「醫病溝通」，而是反應出另一項「醫護過勞」的問題。工作瀕臨極限，已經呈現在每一位醫護人員的言行和態度上，覺得自己再怎麼做，病人都不會體諒，上級單位也都不會體恤，政策就是要醫護人員無極限的犧牲奉獻。醫護人員個個都

認為自己好可憐，無人能瞭解，但卻也無法再默默承受任何的要求。因此，有人認為：「是反擊的時候了！唯有醫護人員團結起來反抗，才能改變現狀！」如此的對立心態，真能改善問題嗎？無法跳脫輸贏的框架，就不可能有共善、尊重彼此價值、合作找出雙贏的可能。

曾經有學員問我們：「為什麼是我們醫護人員要學習這樣的理念，為什麼病人不用學習改變！」接受到這樣的想法時，心突然的抽搐起來，痛得讓人想哭。

學習溝通關懷、衝突管理，不僅能讓自己的生活品質提升，使工作情緒能夠沈穩，進而能更加熱愛自己的生命與工作。樹立學習的態度與要求很重要，如果心態不對，學習起來會徒具其表，達不到預期的效果。因此，學習溝通關懷這一門技巧與理念之前，先要改變自己的想法，打開自己的心胸。

剛接觸到這一門學問時，曾覺得衝突管理很簡單，就是這樣而已。但是經過這幾年不斷的思考、改進處世待人的態度，反而覺得這是一門很艱辛的歷程，需要不斷的磨練自己與反思才能進步。不過，透過如此的歷程，不僅看到了自己，也發掘了不曾瞭解的自我，當下是很快樂與興奮的，就像解開了一題數學題般的感覺。

改變自己，讓自己變得快樂，工作生活都順心；學習關懷，關懷自己，同時也關懷他人，藉由他人的眼光與反應，擴大自己的思考與認知，進而修正自己的視角與處世態度，讓自己友善且積極的影響他人，讓他人看到你的改變，從而引起也想改變的心，如此雙向共同成長，才有可能達到共善。反之，把改變的責任落在他人身上，錯也都是他人的錯，如此的心態，醫療現狀不會有任何改善的可能。

現今的醫療環境要改變，唯有從醫護人員自己做起。病人因醫療制度產生的偏差習慣與觀念，確實犯了伸手可得卻忘了珍惜的通病，然而，也因此唯有最瞭解醫療體系的醫護人員堅強起來，改變、改善自己的觀念，讓民眾看到醫界的自律與積極面，才有辦法要求他人也要改變。這不是犧牲，也不是舉白旗投降，而是自立自強，踏出第一步。如此，大家才會一起珍惜台灣寶貴的醫療資源。

二、醫病關係有什麼重要？為何要特別看待

參加2016在新加坡舉行的亞洲法社會學年會時，一位在印度研究當地法社會學的對岸學者問了這樣的問題：「醫病關係有什麼特別？為什麼需要特別看待？」為了完整回答這個問題，須從「人際關係」、「密切關係」以及「醫病關係」3個層次談起：

①人際關係

人際之間有親疏遠近，有特殊目的，有偶遇，有在意或不在意等，有非常多的關係特性。

②密切關係

密切關係又可分為配偶或類似的親密關係，如父子或兄弟姊妹般的家庭關係，以及朋友關係、師生關係、醫病關係等，這些都是因為彼此間有某種特別的聯繫，因而互動比較密切。

③ 醫病關係

在密切關係中，特別提出醫病關係來討論，是因為醫病之間有特別的「信任」關係，病人將健康甚至是性命託付在醫師的手上，在對抗疾病的過程中，醫病雙方需要有很大的信任，才能共同對抗病魔。

現代人的生活型態以及健康問題繁雜，有些人看醫師的次數，甚至比見自己的家人還要多，對自己家裡的人不會說的話，對醫師卻常常掏心掏肺的一一說出。因為這樣深厚的信任感，一旦發生醫療糾紛時，病方會突然感覺很震驚，覺得原本深信不疑的醫師好似背叛自己一樣，因此會變得非常憤怒。

三、學習專業化的過程，會無形中失去人性關懷

專業化學習是科技進步的一部分，相對容易失去對人性的關心，因此，社會整體科技的發

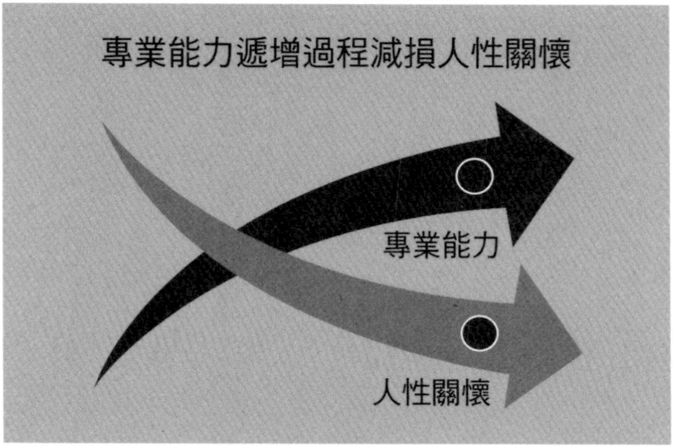

社會科技化的進展中，更需深思人性關懷該何去何從。

展對人性造成的影響，以及該何去何從的省思，甚至什麼才是真正的關懷等進一步思考，都是很重要的議題。

專業分科越來越精細，專科學識日新月異，造成了大家往知識裡鑽研比拼，形成見樹不見林的現象，醫事人員眼中很容易只有「病」，或是專業上要處理的事務，而沒有「人」。因此，在專業能力的學習過程中，會忽略和減損人性關懷的動力與能力。尤其是過勞、不快樂的醫事人員，加上打破專業權威的現代病人權利運動，都使得醫病之間的關係日趨劣化。

「人際關係」要優先於「專業關係」，這一點大家要銘記在心，否則很容易迷失。

四、電腦打敗棋王——預告機器人取代人類！

AlphaGo 連續擊敗南韓與世界棋王，AlphaGo 是全勝的贏家。不久的將來「深度學習」將讓超級電腦更加進化，人類必然面臨來自人工智慧（ＡＩ）越來越險峻的考驗。

聳動的標題以及報導，不知道身為人類的你是否也開始憂心：人比上電腦和機器人，我們的優勢剩下什麼？

論聰明，電腦已經超越人類許多。人類如果不好好思考這個問題，科幻電影中一些令人憂心的情節，或許會如夢魘似的成真。

電腦使用的語言訊號說穿了就是0與1，而人類的細胞反應，也是遵循著「全或無定律」的0與1。人腦透過抑制性與促進性突觸反應，以及連鎖細胞群所形成的複雜思考力，能夠接受矛盾，容許錯誤。但是，人腦運作不喜歡全面啟動，因此，常常用簡化的二分法來考慮事情，不是對就是錯，不是美就是醜，不是朋友就是敵人等，都是常見不加思索的反應。

這樣的思考模式，符合現代主義的二分法與確定性，帶給人們安定感，容易為世人所接受。

但這並不是最適合的未來模式，後現代主義所揭櫫的「反二分法世界」，注意到了非主流的其他族群，他們提倡關懷、調解的哲學思想，也正是人類對抗超級電腦唯一的路。唯有進入後現代主義的人類，才能維持優勢！

五、後現代主義打破二分法世界，一切不再非黑即白

「對你來說那是真的，對我來說未必」這句話在探討所謂的「真相」，尤其是發生爭議後的處理過程，可說是非常關鍵的概念，因此必須詳加探討。

我們常會聽到「事情不是你說的算」或者「這只是你的看法」，這些話也都反映了後現代主義的思潮，這些思潮持續影響並塑造著西方的文化。

後現代主義是哲學上的一個進展，非常複雜難懂。但後現代主義也正是「溝通關懷」的深層哲學基礎，因此必須在此說明重點，以利大家理解。簡單來說，後現代主義對於「代表敘述」或稱為「主流敘述」的觀點表示懷疑，認為現代大眾普遍理解的觀念和認知，那些聲稱中立的、沒有偏見的或理性的觀點，其實並非世界的唯一標準。

① 現代主義的極權思想

現代主義尋求的是「極權體系」和「絕對的確定」，與此同時，後現代主義卻對這兩者都提出了疑問。後現代主義反對極權主義，它認為人們的想法、判斷、興趣和欲望，通常會利用「推理」來促進其實現，而長年以來推理的判斷準則，其實都來自於現代主義的價值觀，也就是我們所認為的「真理」，在默默地促進整個社會共同願望和興趣的實現。我們所有稱為真理的東西中，其實背後都有其「政治目的」。

② 反二元論裡更多的機會與可能性

後現代主義的主要特點是「反二元論」，西方哲學所創造的二元論，像是真假、對錯，這樣的觀點排除掉了許多其他的觀點。因此，後現代主義提倡「多元論」和「多元化」，而不是非黑即白的邏輯，它試圖尋找「另一方面」或「另外多方面」的利益，即那些被現代主義的意識形態所邊緣化、壓迫下的其他思想體系。

舉例來說，日本2013年舉辦了一個有關「幸福」的廣告比賽，冠軍作品是一個小鬼在哭喊著：「桃太郎那個傢伙殺了我爸爸！」對一般人認知的幸福概念來講，其實這是個非常令人震驚的畫面。因為大多數的人只會想到英雄打敗惡鬼這一面，卻沒想到惡鬼是否有它的另一面故事和情感，這個比賽的評定，也隱含了後現代主義的精神在裡面。

打破二分法世界之後，許多事情變得很複雜，很難掌握。因此，最需要好好把握的是「原則」，但又不能為了原則，不通人情而太過苛刻，「對人柔和，對事堅守原則」為人際關係上最重要的指標。

然而，如果只有對人柔和，容易失之鄉愿，不分青紅皂白什麼都好，那是爛好人，會引發道德風險，被人予取予求，讓一些貪得無厭的人落入「有吵有糖吃」的惡性循環，不知不覺鼓勵了人性的弱點。相反的，對人一律苛刻，更不適合人際關係，在衝突糾紛時，採對立態度者常會陷入這種心態，但硬碰硬之下，絕不會有好結果。

因此，「對人柔和」應該是認可對方的存在、尊重對方與其價值；「對事堅守原則」，就是對事情要有拿捏，對就是對，錯的絕對不能妥協。如此才能將「人」與「事」分開，好好分析處理。

六、什麼是真正的溝通與關懷？

關懷的定義和內涵有許多種解讀，牽涉許多不同的層面和因素，各家理論包括3C、4C、5C、6C種種說法，到底哪一套C才對？彼此之間又有什麼差異？讓我們來比較看看。

① 醫病溝通C結構

人際互動3C溝通

有別於電子世界的3C，人際之間關係的建立和改善，靠的「3C」是溝通、溝通再溝通（Communication-Communication-Communication），強調一切都是「溝通」的問題。

醫療糾紛4C保平安

以醫事法著名的楊秀儀教授，曾經提出在醫療糾紛中「4C保平安」，指的是專業能力（Competence）、熱情（Compassionate）、溝通（Communication）、病歷（Charting）這4個要素。

羅許修女照護５C＋１

護理專業以照護（Caring）為核心，亦可稱為關懷，但我們認為這裡所說的意涵屬於「照護」較貼切。護理專業所推崇的是羅許修女（Simone Roach's）提出的「照護５C」，包括志業（Commitment）、良心（Conscience）、專業能力（Competence）、熱情（Compassion）、自信（Confidence）。

於２００２年，羅許修女增加１C為行為舉止（Comportment），照護的要素因此成為６C。

護理專業６C元素

護理專業另有人提出６C，分別是照護（Care）、熱情（Compassion）、專業能力（Competence）、溝通（Communication）、勇氣（Courage）、志業（Commitment）。

與羅許修女的５C＋１對照起來有異有同，這裡所指的Care，似乎介於羅許修女５C的照護與關懷之間。

②體現真正的關懷本質

關懷必須到位

人際關係之間強調的3C，是溝通、溝通再溝通，然而，溝通必須以真誠的關懷態度為基礎，其基礎結構也是3C，即關懷、關懷再關懷（Caring-Caring-Caring）。只要關懷到位，溝通就能更順利，可以使醫療糾紛的問題從「預防」、「解決」一直到「關係修復」，都能迎刃而解，毫無阻礙，不至於只是表面的解決。

關懷的8大元素

各種定義之中，關懷的定義還是以梅爾沃夫（Mayeroff）的8大元素最完整周全，包括：瞭解、調整、耐心、真誠、信任、謙卑、希望與勇氣。以此做為行動出發的總源頭，能顧及各種發生狀況與角色立場，不失偏差，又能顧及特殊需求，可說是最完善的準則。

要與科技世界聰明的機器人一較高下，「溝通關懷」絕對是人類另一個得以優越存在的重要理由。

七、探索接觸不到的新世界

在一場數位匯流研討會中，行銷專家分享提到：「要去探索接觸不到的客戶，才能擴展視野與事業，如果只是在已知客群中一再加強，最後只會落得圈子越來越小的下場。」這句話在許多情形中，其實都是不變的道理，有人稱之為「同溫層現象」。

在人際關係的學習中，尤其是醫療爭議相關的議題，同樣非常重要。因此，要時時反思如何做到「探索接觸不到的新世界」？最主要的就是要站在不同的角度去思考，例如身為醫事人員，要思考「病人想要的是什麼？」以及站在主管位置去思考「員工想要什麼？」想要突破、變得卓越，一定要有「探索接觸不到的新世界」之決心與做法。

八、改善醫護過勞，重視員工關懷

關懷員工，首先就是要瞭解員工在想什麼？傳統的想法中，職場大多是以老闆為主，認為：「給你工作，給你飯吃，已經很不錯了，還要要求什麼？」「吃人嘴軟，拿人手短」總覺得員工是老闆的僱傭，不能有太多的要求。然而，時代的改變，社會思考的模式已經不再是如此的傳統，制度也已經大幅度地調整，但是無可否認的是，大多數老闆的心態，仍是以傳統的思維在處理員工事宜。

常常聽到很多人說好工作的條件是「錢多、事少、離家近！」但這真的就是員工要的嗎？其實也沒有錯，員工確實是想要這個！可是，並非單單只有這些因素就能感到滿足，如果僅僅這樣就能留住員工，就不會有那麼多人抱怨身心疲憊，甚至離開原有職場，另謀生路的情況出現。

讓我們先來看個例子：中部某教學醫院在急診室發生了一起暴力事件，於某日凌晨2點多，一名婦人帶著已成年的小兒子到急診室，在急診醫師處置後，由護理師協助敷藥，病人覺得護理師動作太大，讓兒子感覺疼痛，於是病人的母親當場斥責醫院服務態度不好，帶著兒子離去。

約莫半小時後，該母親帶著全家再度返回急診室，想找剛才那位護理師理論，而急診室另外3位護理師見狀，立即上前協助處理，不料這名母親出手攻擊原本這位護理師，其他護理師趕快將人拉開，導致病患家屬與多位護理師在現場起衝突。

醫院發表聲明：「本院強力譴責任何型態的暴力，並且已將此事件通報警察處理，主動提告且全力捍衛醫護人員的安全，將協助處理後續相關作業。」

捍衛醫護人員人身安全是醫院的責任，有安全的工作環境，醫護人員方可提供病患安全的醫療與服務品質。由此例子來看，醫院的聲明正是員工想要的！穩定、安心，這才是員工需要的保障。但是這要如何達成？只要全力譴責暴力就能達到效果嗎？應該不是的，穩定的工作環境，來自於積極預防危險發生，若不幸還是發生糾紛和衝突，事後補救與支持員工當然是必要的，但更重要的是，要去探究如何能避免相同的狀況再發生。

實際上遇過暴力相對的人，要踏回工作崗位時，都會面臨不安與恐懼，這是我們事後要補救時會遇到的障礙，所以，要建立事前、事中與事後的完整應對處理方式，這才能讓員工覺得工作環境真的是穩定安全的。

而安心呢？並不是人多就好，如上面的例子，因為多位同仁一擁而上想保護同僚，反而會造成更多人受傷，這樣也會造成往後員工看到同仁有難，就會恐懼而逃跑，甚至對於其他病患的應對也會裹足不前。如此欠缺正確衝突管理的工作環境，並無法讓員工們同心協力，安心伸出援手。

員工會想要長久工作下去的環境，必然是穩定、安心、能夠受保護。所以，敏銳覺察職場有哪些造成不安全感的問題是很重要的，尤其第一線員工更會有所感覺和觸及，這部分都需要在事前就先與員工交談、瞭解、收集資訊，提早做好應變計劃與人力布署，並提供相關資源給員工，才能真正健全醫事人員的信心，進而提升對於工作崗位的安全感。

九、溝通關懷的最終目的，是要感動人

唯有感動人，才可能改變原先爭執的軌道，以及對立衝擊的議題。要達成感動人心的效果，需要考慮的有3個主軸，可稱為「3M」，即情緒（mood）、訊息（message）以及金錢（money）。

①優先處理「情緒」

除了純粹惡意索錢以外，通常醫病糾紛最先面對的就是情緒，而且以生氣憤怒的情緒最多。因此，糾紛形成時，處理情緒問題是最為優先的目標，情緒問題未處理到一段落，是不可能處理其他問題的。至於生氣以外的情緒出現時，往往是連結重要的心底癥結，務必要好好把握機會做好連結，建立信賴關係。

②「訊息」持續交流

訊息交流也是非常重要的一環，發生問題後，不管是哪一方的當事人，都會因為資訊不足而非常焦躁不安，因此，也會很急迫想知道發生了什麼事，現在情況到底如何了等等。

在對立的情況下，或是不尊重當事人、缺乏同理心時，往往會造成訊息交流中斷和不足。尤其是醫院以舊思維在處理醫糾時，總以對立為主，想盡辦法製造資訊取得的屏障，試圖在訴訟上不吃虧，這已經被證實不是好辦法，尤其對於醫療安全、醫療品質的追求，這是背道而馳的心態與做法。

要注意的是，醫事人員還常有另一種不當的做法是「拼命解釋」，以為講清楚就沒事了。如果時機不對，或是未符合當事人需求的過多說明，只會讓事情變得更糟，於事無補，要引以為戒。如果當場有專業的溝通調解員協助，情況將會好很多。

訊息的交流之中，如果也能做到「情緒的訊息」交流，往往有正面的效果，而且是邁向攜手共同努力的關鍵。訊息的最終目的，是讓確實犯錯的醫事人員，能在協助下做出開放性揭露，並真誠的道歉，迅速給予病方該給的真相與補償；至於沒有錯誤卻造成的誤解，也能好好說明、溝通，取得對方的理解。

③「金錢」要審慎定義

有不少人認為爭執較激烈的醫療糾紛，病人大都是為了要錢，沒有例外。這種光是著眼在金錢上的爭執、處理，永遠不會有感動人心的效果，屬於討價還價型的交涉方式。

錢很重要沒錯，但錢不是唯一的價值，有的時候，錢還是侮辱的象徵，令當事人更加生氣。曾有一位患者在胃鏡檢查時，發生食道穿孔破裂引起併發症，醫院採取一貫作業，派員慰問，表示免除此次住院的一切費用。病人非常生氣，指出問題不是在錢，而是想知道到底發生什麼事？不當的以錢為和解條件，有時會讓當事人覺得更加氣憤。

惡意純粹索錢的這種人，當然不是完全沒有，但認為所有爭議的人都是為了錢，也未免太負面看待人性，對處理事情並無幫助。尤其是遇到並非惡意索錢的人，直接用錢談判，只會把事情和關係弄得更糟。

【醫療糾紛 3M 之運用】

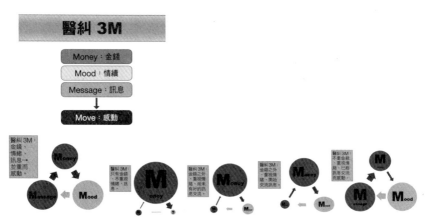

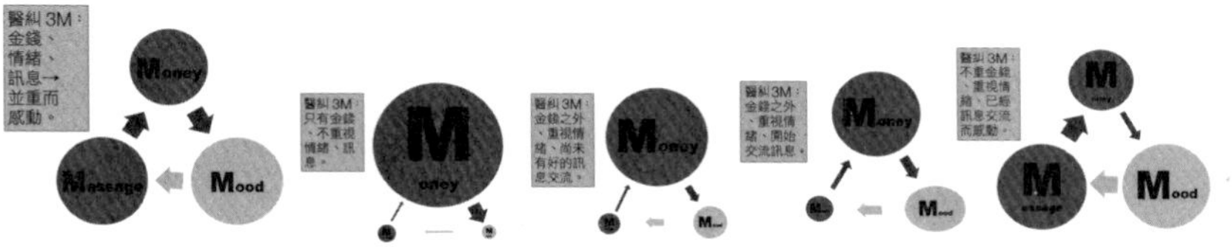

醫療專業的道路上，除了「專業能力」以外，還需要什麼？
想改變他人與這個環境，唯有從改變自己開始！

要注意的是，錢對不同的人有不同的意義，而且錢的給予方式，要考慮到道德風險，所以應該避免一次性處理，並要多方考慮不同的資源。

總結來說，解決醫療糾紛最好的順序是「情緒優先處理」，再來是「訊息的交換」要持續，並盡量深入，最後才是「談錢」。

要能夠改變過去處理醫療糾紛的模式，才能真正改變醫病關係。不能各個案件都只有談錢，且都是一次性給予，也不論錢的價值意義以及道德風險，這種做法本質上並非正向思考，無法產生良性互動。

我們必須從心態上先做改善，落實溝通

關懷，改變醫病雙方的認知，改變醫療環境的氛圍，這一切都要從個人學習開始，所以千萬不要小看自己的力量。

((Note))

改變世界，要從改變自己開始。

（註：本書部分文字曾刊登於《月旦法學雜誌》、《月旦醫事法報告》）

附錄

一、各國醫療糾紛調解教學——課程、理念及實際運用比較

醫療糾紛第一線調解	日本	香港	台灣
名稱	醫院內調解	醫療調解	關懷式調解（一部分）
理論基礎	a	b	c
課程設計	*	**	***
角色扮演	有，4個	沒有	有，4個
人數限制	有，30位	有，視課程限制	有，30位
講師人數	2位	1位	2位
調解大環境	平	佳	待努力
限律師調解	是	非	非
ADR專法	ADR促進法、民事調停法	調解條例	無

政府補助	編列教育訓練經費	發展潛力
有	無	穩定發展
NA	NA	待觀察
無	有	很有潛力

課程內容說明：

a、c—後現代主義Post modernism，建構式社會Constructional society，衝突管理Conflict management，梅爾沃夫關懷Mayeroff's On caring，哈佛交涉術Harvard's negotiation，羅傑斯案主中心式療法（Roger's client center theragy），艾比精微心理諮商IVEY, Micro-counseling，治療型調解Therapeutic mediation：轉換型transformative（充權及認可empowerment and recognition）and敘事型調解narrative（從故事到解決from story to resolution），傳統式調解Conventional mediation.

b—醫療調解該做的與不該做的事Do's and Don'ts in Healthcare Mediation，重塑與促進技巧Reframing and facilitative skills，傾聽技巧與身體語言利用Listening skills and use of body language，接收檢證Perception check, 換句話說與摘要技巧Paraphrasing and summarizing skills，交涉技巧與充權 Negotiation skills and empowerment。

＊— 4 steps（30000¥ each）: 2 days basic course, 2 days intermediate course, 2 days advance course, 4 days teacher's course（optional）, each course require 6 months' interval at least with assignment approved in advance. 初階2天、中階2天、進階2天、講師4天課程，每階3萬日圓，每階需間隔半年以上，繳交課前作業審查合格才可以參加。

＊＊—6 sessions（HK$750 total）90mins/each in 6 consecutive weeks, by Accredited mediator MD, Mediation and healthcare, Do's and Don'ts in Healthcare Mediation, Reframing and facilitative skills, Listening skills and use of body language, Perception check, Paraphrasing and summarizing skills, Negotiation skills and empowerment. 6堂課，每次1小時半內容如上，共750元港幣。

＊＊＊—Half day workshop（HDW）step 1, 2, 3; Two day workshop （TDW）step 1, 2, 3（see Pic. 1）TDW1 the same as Japanese's 2 days Basic course, TDW2, TDW3 same as intermediate and advance course.（2017. 8 begin）,「Study groups for Trainer monthly」 at first.

台灣有半天及2天的2種工作坊，各有3階，分別針對不同位階屬性來設計。講師課程除了以每月讀書會培訓取代外，2017年開始陸續開辦中階與高階課程，均視情況酌收費用。

二、防止暴力海報

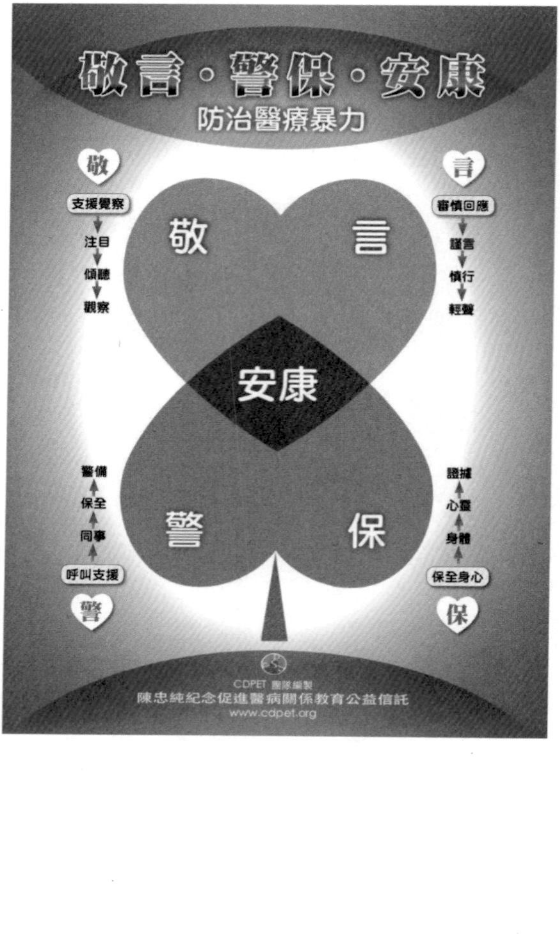

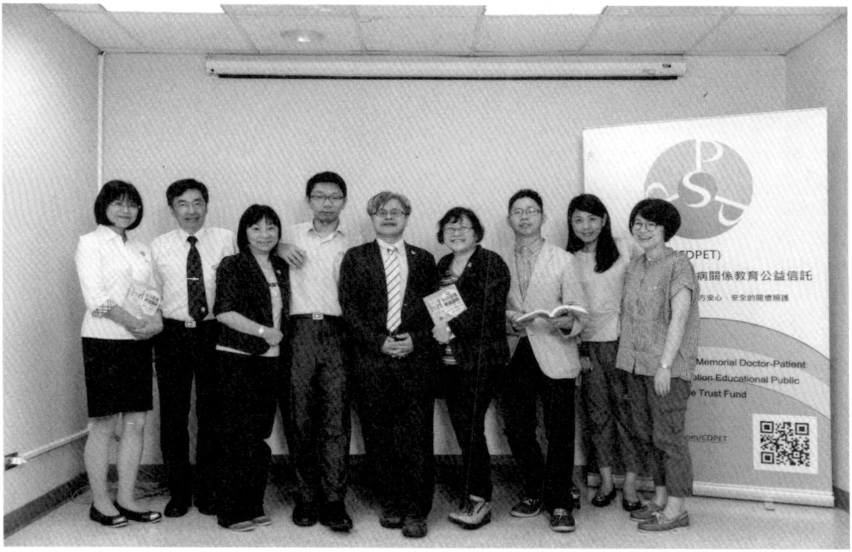

三、團隊介紹

一、宗旨目的：關懷社會、改善醫療環境；培訓促進溝通關懷調解員，協助提升醫病雙方、機構內各方溝通及關係；改善提升績效及滿意度，達成促進醫病關係之目的

二、人員組成24位：醫師3位、律師2位、護理師5位、社工師2位、藥師2位、醫檢師1位、心理師1位、行政4位、非醫事法律專業3位、醫學生1位

三、方法：提供協助事項

1. 個人培訓（認知及處理問題的能力）
2. 機構內講師培訓
3. 團體溝通協同關係文化建立（垂直及橫向）
4. 協助事前預應、事中因應、事後檢討回應
5. 客製化課程設立

醫藥新知 0AMS6017

醫病大和解

協助醫師、護理師、藥師、社工師、醫檢師、醫院行政等，與病人一起學習同理關懷與自我保護之教育手冊

（初版名：醫病大和解：一起走出醫療糾紛的迷宮、重建醫病信任關係）

特別聲明：本書所有案例事件僅係為提供教學研究及改善醫病關係與醫療環境之用，
無涉任何醫院與個人之實際狀況與處理經過，並期許藉由案例討論以達成促進醫病和諧之重要目的。

作者　李訓易、李詩應、周賢章、張明真、張綉鳳、陳永綺、黃品欽、劉郁薇、劉雅慧、蔡雅雯

封面設計　mollychang.cagw
版型設計　比比司工作室
內文排版　黃雅藍
特約編輯　一起來合作
特約主編　唐芩
行銷主任　許文薰
總編輯　林淑雯

讀書共和國出版集團
社長　郭重興
發行人兼出版總監　曾大福
業務平臺總經理　李雪麗
業務平臺副總經理　李復民
實體通路協理　林詩富
網路暨海外通路協理　張鑫峰
特販通路協理　陳綺瑩
實體通路經理　陳志峰
印務　江域平、黃禮賢、林文義、李孟儒

出版者　方舟文化／遠足文化事業股份有限公司
發行　遠足文化事業股份有限公司
231 新北市新店區民權路108-2號9樓
電話（02）2218-1417　傳真（02）2218-8057
劃撥帳號 19504465　戶名：遠足文化事業股份有限公司
客服專線　0800-221-029
E-MAIL　service@bookrep.com.tw
網站　www.bookrep.com.tw
印製　通南彩印股份有限公司　電話：（02）2221-3532
法律顧問　華洋法律事務所　蘇文生律師

定價　680 元
初版一刷　2017 年 09 月
二版一刷　2019 年 12 月
三版二刷　2022 年 10 月

方舟文化官方網站　方舟文化讀者回函

●版稅捐贈　為促進醫病關係，本書版稅均捐入「**陳忠純紀念促進醫病關係教育公益信託**」。
我們非常需要您熱烈的支持與鼓勵！
如果您認同我們的理念，也可以考慮用小額捐款方式給予我們及時支援。

●捐款帳號　兆豐國際商業銀行國外部
帳號：007-09-10098-5／戶名：兆豐國際商業銀行受託忠純紀念促進醫病關係教育公益信託財產專戶

●捐款聯絡人　兆豐國際商業銀行信託處　林杏華
電話：02-2563-3156　分機3100

國家圖書館出版品預行編目（CIP）資料

醫病大和解：協助醫師、護理師、藥師、社工師、醫檢師、醫院行政等，病人和家屬一起學習同理關懷與自我保護之教育手冊／李訓易，李詩應，周賢章，張明真，張綉鳳，陳永綺，黃品欽，劉郁薇，劉雅慧，蔡雅雯著. -- 三版. -- 新北市：方舟文化出版：遠足文化事業股份有限公司發行，2022.04
面；　公分. --（醫藥新知；6017）
ISBN 978-626-7095-28-7（平裝）
1.CST: 醫病關係 2.CST: 醫病溝通 3.CST: 醫療糾紛
419.47　111003154